ENCYCLOPÉDIE SCIENTIFIQUE

DES

AIDE-MÉMOIRE

PUBLIÉE

SOUS LA DIRECTION DE M. LÉAUTÉ, MEMBRE DE L'INSTITUT

ROMME — L'Alcoolisme   1

Ce volume est une publication de l'Encyclopédie scientifique des Aide-Mémoire : L. Isler, Secrétaire Général, 20, boulevard de Courcelles, Paris.

N° 276 A

ENCYCLOPÉDIE SCIENTIFIQUE DES AIDE-MÉMOIRE

PUBLIÉE SOUS LA DIRECTION

DE M. LÉAUTÉ, MEMBRE DE L'INSTITUT.

L'ALCOOLISME

ET

LA LUTTE CONTRE L'ALCOOL

EN FRANCE

PAR

LE Dr R. ROMME

Préparateur à la Faculté de Médecine de Paris

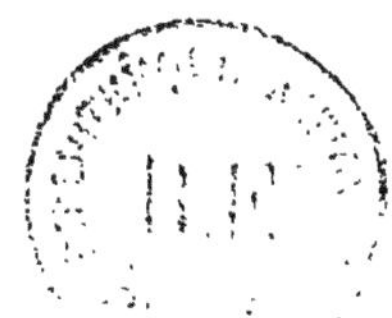

—∞○✕○∞—

PARIS

MASSON ET Cie, ÉDITEURS,   GAUTHIER-VILLARS

LIBRAIRES DE L'ACADÉMIE DE MÉDECINE   IMPRIMEUR-ÉDITEUR

Boulevard Saint-Germain, 120   Quai des Grands-Augustins, 55

PREMIÈRE PARTIE

LES MÉFAITS DE L'ALCOOL

CHAPITRE PREMIER

LES ALCOOLS, LES EAUX-DE-VIE ET LES BOISSONS DITES HYGIÉNIQUES

Les recherches de ces dernières années, depuis que la question de l'alcoolisme a été mise à l'ordre du jour, ont permis d'établir, d'une façon définitive, trois points qui constituent une sorte de *Credo* antialcoolique. Par ordre d'importance, ils peuvent être résumés sous la forme de propositions suivantes : 1° L'alcool, qui passe pour un stimulant ne saurait être considéré comme un aliment ; 2° La toxicité d'une boisson alcoolique est en rapport presque direct avec sa richesse en alcool quelle qu'en soit l'origine ; 3° Les impuretés contenues dans une boisson.

alcoolique jouent, au point de vue de la toxicité du liquide, un rôle moins important que l'alcool même de la boisson.

A ces trois propositions fondamentales, on peut en ajouter une quatrième qui découle des expériences de Dujardin-Beaumetz et Audigé, à savoir que si tous les alcools sont doués de propriétés toxiques, celles-ci sont d'autant plus marquées que la formule atomique de l'alcool est plus élevée.

Mais avant d'aborder l'étude et la critique de ces propositions, il importe de faire connaître, très brièvement, l'origine et la composition des eaux-de-vie et boissons alcooliques que l'on consomme.

Suivant X. Rocques (¹), les alcools et eaux-de-vie de consommation peuvent se ranger dans deux catégories : les alcools naturels (²) et les alcools d'industrie. Les premiers sont tirés des boissons naturellement fermentées (vin, cidre, poiré), du jus fermenté des fruits à noyau (kirsch), de la canne à sucre (rhum, tafia), de l'orge (whisky, gin). Ils possèdent généralement

---

(¹) X. Rocques. — *Analyse des alcools et eaux-de-vie.* Collection Léauté (section de l'ingénieur).

(²) Avec Triboulet et Mathieu (*L'Alcool et l'alcoolisme*, Paris, 1900), on peut désigner, sous le nom d'alcools alimentaires, les alcools contenus en quanun bouquet naturel agréable et s'obtiennent par distillation, au moyen d'appareils spéciaux.

Par contre, les alcools que l'industrie tire soit des substances sucrées (betteraves, mélasses), soit des substances amylacées (maïs, orge, seigle, pommes de terre, topinambours, etc.), ont un goût désagréable dont on les débarrasse par la rectification qui n'est autre chose qu'une distillation fractionnée. Celle-ci extrait d'abord les

---

tité notable et physiologiquement active dans les boissons distillées ou fermentées. Ils sont au nombre de cinq :

Désignation	Formule	Point d'ébullition
Alcool méthylique normal .	CH^3OH	66°
" éthylique.	C^2H^6OH	78, 4
" propylique normal .	C^3H^7OH	97
" butylique normal. .	C^4H^9OH	117
" isobutylique . . .	"	108
" amylique normal. .	$C^5H^{11}OH$	137
" isoamylique. . . .	"	129-130

Les alcools qui viennent après l'alcool éthylique tiré du vin, sont désignés sous le nom d'alcools supérieurs en raison de leur complexité atomique et de l'élévation de leur point d'ébullition. Nous verrons plus loin que ces alcools sont d'autant plus toxiques que leur composition est plus complexe.

impuretés (aldéhydes, éthers, etc.), livre ensuite l'alcool éthylique presque pur, puis les alcools supérieurs, et retient les acides, le furfurol, ensemble de substances qu'on désigne sous le nom de fusel. Les alcools d'industrie comprennent ainsi trois produits : 1° les alcools bon goût, destinés à la consommation ; 2° les alcools moyen goût devant, théoriquement du moins, servir aux usages industriels et 3° les alcools mauvais goût « dans lesquels se sont accumulés la presque totalité des impuretés et qui sont souvent si infects qu'il est difficile de leur trouver une utilisation industrielle » (X. Rocques).

Mais les alcools purs, quelle qu'en soit l'origine, ne sont guère consommés en nature. Ce qu'on boit ce sont les eaux-de-vie. Or celles-ci, comme les alcools eux-mêmes, sont naturelles ou industrielles.

Les eaux-de-vie naturelles sont obtenues par simple distillation d'un jus fermenté, laquelle distillation fournit la totalité de l'alcool chargé de toutes ses impuretés, mais contenant aussi les substances odorantes qui en font la valeur. C'est ainsi que le Cognac, la fine Champagne, l'Armagnac proviennent de la distillation du vin, tandis que la distillation du cidre nons livre le Calvados, et celle des fruits à noyau le kirsch (cerises), la prunelle (prunes), etc. Les eaux-de-vie industrielles, fausses ou factices, sont, au contraire, fabriquées de toutes pièces avec de l'alcool bon ou moyen goût, aromatisé avec des essences aux bouquets artificiels.

Il est certainement intéressant de savoir à combien monte la production de ces eaux-de-vie artificielles. « S'il est inadmissible, dit Rocques, qu'une certaine partie de la production des alcools mauvais goût passe dans la consommation, il est, par contre, très possible, et même certain, que les alcools moyen goût sont quelquefois utilisés pour la production des produits communs, principalement pour la fabrication des absinthes et des liqueurs dont l'arome très développé peut masquer les mauvais goûts de l'alcool défectueux ».

Mais, dans quelle proportion les alcools industriels et l'alcool moyen goût (destiné théoriquement à l'industrie), entrent-ils dans la fabrication et, par conséquent, dans la consommation des spiritueux et des eaux-de-vie artificielles ?

En prenant les chiffres officiels publiés pour 1892, Rocques trouve qu'il a été produit

126 238 hectolitres d'alcools naturels
2 156 556   //   //   d'industrie

2 282 794 au total.

Les trois quarts de cette quantité énorme d'alcool ont été consommés et, par un simple calcul, Rocques arrive à montrer que, dans le courant de l'année 1892, on a bu 1 358 630 *hectolitres d'alcool* (d'industrie) *bon goût* et **250 000 hectolitres d'alcool moyen goût**. Et il ajoute : « En ne tenant compte que des quantités afférentes aux eaux-de-vie proprement dites, il a été consommé 1 468 508 hectolitres d'eaux-de-vie (cognac, rhum, kirsch, etc.), dont 126 238 d'eaux-de-vie naturelles et le *restant* (1 342 270 *hectolitres, soit 10 fois plus*) d'alcool industriel ».

Ainsi neuf fois sur dix, l'eau-de-vie qu'on boit sort tout simplement d'une usine chimique et une fois sur six elle est fabriquée avec de l'alcool moyen goût. Mais est-ce vraiment un mal en admettant que, le plus souvent, eau-de-vie ou spiritueux sont faits avec de l'alcool d'industrie rectifié ? Y a-t-il vraiment à établir une différence entre les eaux-de-vie naturelles et les eaux-de-vie d'industrie, à soutenir que les premières sont moins nuisibles que les secondes ?

Il faut avoir le courage de répondre négativement à cette question et de dire qu'*au point de vue chimique*, c'est-à-dire au point de vue de la quantité des impuretés, l'eau-de-vie artificielle doit être considérée comme moins nuisible que l'eau-de-vie naturelle. Un coup d'œil jeté sur le tableau ci-dessous ([1]) :

Impuretés par hectolitre (Mohler)

Eau-de-vie de marc vraie ou naturelle.	875 grammes
Rhum vrai	496 //
Cognac vrai	407 //
Kirsch vrai.	218 //
Eau-de-vie de marc fausse	173 //
Cognac faux	77 //
Kirsch faux	68 //
Rhum faux.	44 //

montre que, dans les fausses eaux-de-vie, la quantité d'impuretés (alcools supérieurs, éthers, aldéhydes, acides, furfurol, etc) est sept à huit fois moins grande que dans les eaux-de-vie naturelles.

C'est ainsi que Daremberg ([2]) a pu soutenir que les eaux-de-vie fabriquées en totalité ou en partie avec des alcools d'industrie contiennent moins d'impuretés dangereuses que les alcools de vin authentiques. « Toutes les eaux-de-vie de vin, dit-il, contiennent des doses de furfurol variant de 16 à 71 cent-millièmes. Or, sur trente-deux cognacs artificiels prélevés dans la consommation parisienne, cinq seulement contenaient plus de furfurol que les vieux cognacs ou

---

([1]) MATHIEU et TRIBOULET. — *Loc. cit.*

([2]) A. ANTHEAUME. — *De la toxicité des alcools.* Thèse de Paris, 1897.

armagnacs naturels, tandis que vingt-sept en contenaient moins.

« Les eaux-de-vie de vin renferment plus d'alcools supérieurs que les eaux-de-vie fabriquées en totalité ou en partie avec dès alcools d'industrie. Le vieux cognac en contient 0gr,80 par litre ; l'aigrefeuille vieux : 1gr,03 ; l'armagnac de trois ans : 0gr,81 ; l'armagnac jeune : 1gr,42 ; l'eau-de-vie de Surgères : 1gr,80. Or, sur trente-deux analyses d'eaux-de-vie parisiennes plus ou moins artificielles, une seule indique un pareil chiffre d'alcools supérieurs : 0gr,94. Les trente-et-une autres analyses donnent des doses d'alcools supérieurs, inférieures à 0gr,80 »

Il y a même ce fait fort curieux que, plus une eau-de-vie renferme d'impuretés, plus son prix est élevé, comme le montre le tableau suivant donné par Rocques :

Désignation	Prix de l'hectolitre de cognac			
	376 fr.	451 fr.	716 fr.	1 250 fr.
Aldéhydes. . . .	15gr,43	21gr,65	32gr,02	41gr,56
Furfurol	1, 73	2, 19	1, 50	3, 04
Alcools supérieurs.	61, 95	102, 26	179, 91	260, 32

par hectolitre d'alcool à 100°.

Et quelle que soit la nature de ces impuretés, on peut voir, par le tableau de la p. 14, que toutes, sans exception, elles sont en plus grande quantité dans les eaux-de-vie naturelles que dans les eaux-de-vie artificielles.

Si donc, comme nous allons le voir plus loin, la toxicité de l'alcool ne semble pas dépendre de son origine, on peut conclure de tous ces faits que les eaux-de-vie naturelles sont au moins aussi nuisibles que les eaux-de-vie artificielles.

Nous pouvons être bref sur les autres boissons à base d'alcool : les liqueurs et les apéritifs.

Les *liqueurs* (anisette, curaçao, chartreuse, kummel, etc.), sont fabriquées en additionnant les alcools de sucre et de substances aromatiques. Suivant leur richesse en alcool, en sucre et en substances aromatiques, on les divise en liqueurs ordinaires, demi-fines, fines et surfines dont voici approximativement la composition [1]:

Désignation	Sucre	Alcool à 85°	Titre
Liqueurs ordinaires.	$1^{kg},50$	$2^l,5$	21°
» demi-fines.	2, 50	2, 8	24°
» fines. . .	4, 37	3, 2	27°
» surfines .	5, 60	3,8	32° et plus

[1] TRIBOULET ET MATHIEU. — *Loc. cit.*

Désignation	Rhum vrai	Cognac vrai	Kirsch vrai	Rhum faux	Cognac faux	Kirsch faux
Acides	1^{gr},2360	0^{gr},8160	1^{gr},140	0^{gr},1920	0^{gr},0600	0^{gr},084
Éthers.	1, 9692	0, 7092	1, 161	0, 2240	0, 0800	0, 158
Aldéhydes	0, 1387	0, 2363	0, 057	0, 0160	0, 0080	0, 015
Furfurol.	0, 0356	0, 0149	0, 003	0, 0050	0, 0008	0, 001
Alcools supérieurs	0, 2775	1, 7071	0, 400	0, 0480	0, 0340	0, 050
Acide cyanhydrique.	//	//	0, 065	//	//	//

Les *apéritifs* (bitter, amer, absinthe) sont des liqueurs non sucrées, fortement aromatiques et alcoolisées. Leur titre alcoolique oscille autour de 27°; celui de *l'absinthe* entre 45 et 75°. D'après M. Adrian ([1]) les doses d'alcool et d'essences diverses contenues dans chaque verre d'absinthe de 3o centimètres cubes sont :

Désignation	Alcool par	Essences diverses	Essence d'absinthe
Absinthe ordinaire .	14,3	0,030	0,005
// demi-fine .	15	0,046	0,010
// fine . . .	20,4	0,084	0,010
// Suisse . .	24,2	0,085	0,010

Les boissons qu'on désigne sous le nom d'hygiéniques sont le vin, le cidre, et la bière.

Le *vin* naturel est, comme on sait, le produit de la fermentation naturelle du jus de raisin frais. Les agents de cette fermentation sont le saccharomyces ellipsoïdeus et le saccharomyces pastorianus, ferments qui se trouvent à la surface du raisin et passent avec celui-ci dans la cuve.

Les vins sont divisés ordinairement en vins

([1]) TRIBOULET et MATHIEU. — *Loc. cit.*

secs (rouges et blancs), vins mousseux et vins de liqueur. Ce sont les vins secs qui forment la plus grande partie des vins consommés. Leur richesse en alcool varie entre 5o et 15o grammes par litre comme cela résulte du tableau suivant :

Composition des vins secs

Substances	Maxima par litre	Minima par litre
Eau	94o^{gr}	8oo^{gr}
Alcool	15o	5o
Acides et éthers volatiles . .	1, 5o	o, 5o
Extrait sec	26	13, 5o
Glycérine	7, 5o	4, 5o
Acidité totale	5	1, 5o
Acidité due aux acides volatils.	o, 6o	o, 3o
Bitartrate de potasse	4	1, 4o
Acide succinique	1, 5o	o, 87
Cendre	4	o, 8o

Ajoutons que l'alcool contenu dans le vin n'est pas formé exclusivement d'alcool éthylique ; on y trouve aussi des alcools supérieurs qui, avec les éthers et les aldéhydes, donnent au vin son bouquet.

Mais les vins qu'on boit ne sont pas toujours naturels ; très souvent, ils sont frelatés, falsifiés au moyen de diverses opérations. Il y a tout d'abord le plâtrage ; puis le vinage qui consiste dans l'addition d'alcools d'industrie ; enfin pour donner du goût au vin, on y ajoute des bouquets, des huiles de vin d'industrie riches en éthers.

Le titre alcoolique des *vins de liqueur* (Lunel, Chypre, Malaga, Porto, Xérès, Muscat, etc.), est plus élevé que celui des vins secs et oscille entre 13 et 22 %.

Voici quelques-uns des chiffres que nous donne Rocques [1] :

Désignation	Xérès	Madère	Porto	Marsala
Degré alcoolique du vin	18°	18°,1	18°,9	17°,2
Ce qui correspond à alcool en poids par litre	144^{gr}	145^{gr}	151^{gr}	138^{gr}
Produits volatiles exprimés en milligrammes par litre de vin				
Aldéhydes.	199^{mg}	140^{mg}	31^{mg}	71^{mg}
Éthers	431	579	264	440
Alcools supérieurs	192	192	184	194
Furfurol	4	8	2	6
Total	826^{mg}	919^{mg}	481^{mg}	711^{mg}

[1] X. ROCQUES. — *L'état actuel et les besoins de l'Industrie des vins de liqueurs.* Rev. gén. des Sciences, 1900, n° 4.

La quantité d'alcool qu'on trouve dans le *cidre* obtenu par la fermentation du jus des pommes ou des poires, varie entre 2 et 6 $\%$. On y trouve encore du sucre, de la glycérine, des acides, des essences, des huiles grasses.

La *bière* aussi renferme des quantités d'alcool variable suivant son mode de préparation. Certaines bières, dites bières de débit n'en contiennent que 1,1 à 2,8 $\%$; dans d'autres, cette quantité monte à 4,7 $\%$ (Strasbourg), à 6 $\%$ (Tantonville), à 6,5 $\%$ (Pale-Ale), voire même à 9 $\%$ (Extra-Stout). Les autres parties constituantes de la bière sont l'acide carbonique qui descend rarement au-dessous de 0,20 $\%$ en poids, et l'extrait (glucose, maltose, glycérine, acides, sels, etc.), dont la proportion oscille entre 2 et 14 $\%$.

Telles sont les diverses boissons alcooliques qui entrent dans notre consommation. Ce qui les distingue les uns des autres c'est presque exclusivement leur richesse en alcool. Aussi pour connaître leur rôle respectif dans le phénomène de pathologie sociale connu sous le nom d'alcoolisme, aurons-nous avant tout à étudier les propriétés physiologiques et toxiques de l'alcool qui forme la base de toutes ces boissons.

CHAPITRE II

—

ACTION PHYSIOLOGIQUE DE L'ALCOOL. L'ALCOOL EST-IL UN ALIMENT ?

Nos connaissances sur l'action physiologique de l'alcool et des boissons alcooliques sont encore très limitées. La raison en est facile à comprendre. Si, comme nous allons le voir dans un instant, l'alcool a toutes les allures d'un poison, il est tout naturel qu'on n'arrive pas à établir une limite exacte entre l'effet physiologique et l'effet toxique de ce produit.

En médecine, l'alcool passe pour un excitant, pour un *stimulant*, terme bien vague qui sert à désigner les substances dont les effets sur l'organisme se manifestent par un fonctionnement plus actif de tel ou tel organe. Si l'on prend en considération la prédominance des symptômes cérébraux dans l'intoxication aiguë par l'alcool (ivresse), il semble indiqué d'attribuer à cette action spéciale sur le système nerveux, l'accélération du pouls et de la respiration et la suractivité de la plupart des glandes qu'on observe après l'ingestion de l'alcool.

Et encore cette action excitante de l'alcool, à en juger du moins par les travaux récents, est-elle fort problématique. Pour Smith [1], par exemple, l'accélération de l'augmentation de l'énergie des battements du cœur tiendrait tout simplement à la vaso dilatation et à l'abaissement de la pression sanguine que produit l'alcool (Marvaud, Zimmerberg). Il pense encore que l'augmentation du nombre et de l'amplitude des mouvements respiratoires est due à une véritable dyspnée par défaut d'oxygène. De même, Richet et Gley ont signalé depuis longtemps un retard dans la perception des sensations sous l'influence de l'alcool, et leurs recherches ont été dernièrement confirmées par Ridge [1], qui, à côté d'une diminution de la sensibilité cutanée, a constaté dans l'influence de l'alcool, un abaissement de l'acuité auditive et visuelle.

---

[1] E. FLADE. — *Zur Alcoolfrage.* Hyg. Rundschau 1900, n° 18.

Du reste le peu que nous savons sur l'action physiologique de l'alcool montre que cette substance ne saurait être placée dans le groupe des stimulants ou des excitants et serait plutôt un paralysant. Voici, en effet, ce que dit à ce sujet R. Dubois (¹) :

« L'alcool agit sur tous les protoplasmas à la manière des anesthésiques généraux : il *paralyse* l'irritabilité, la sensibilité, la contractilité, l'activité des ferments. Sous son action, les mouvements amiboïdes sont suspendus, comme ceux des cils vibratiles, des spermatozoïdes, etc. Tous ces effets tiennent à ce que l'alcool est un agent déshydratant du protoplasma qui ne peut fonctionner qu'à la condition de contenir une certaine quantité d'eau ».

Si maintenant nous envisageons son action chez les animaux supérieurs, nous voyons que l'alcool *altère* plutôt qu'il ne stimule les fonctions de l'organisme.

« L'alcool, écrit Dubois (¹) produit sur toutes les muqueuses et en particulier sur celles des voies digestives, une sensation de chaleur d'au-

---

(¹) R. Dubois. — Article « *Alcool* », in *Dictionnaire de physiol.*, par Ch. Richet, t. I.

tant plus brûlante qu'il est moins dilué. A dose modérée, l'eau-de-vie introduite dans un estomac, y séjourne assez longtemps pour congestionner la muqueuse de cet organe, exciter ses contractions et augmenter la sécrétion du suc gastrique au début. Mais, d'après Buchner et Schellhaas, l'action de l'alcool est nuisible à la digestion à 20 %. Selon Schutz, la peptonisation est déjà ralentie à 2 %, et à 15 %, il y a seulement des traces de peptone. Une solution fortement alcoolique provoque seulement dans l'estomac la sécrétion d'un liquide neutre ou faiblement alcalin, albumineux ».

Nous avons déjà signalé plus haut que, sous l'influence de l'alcool, les battements du cœur sont accélérés. Mais, suivant Hering, le pouls n'est rapide qu'au début, si bien qu'au bout de quelque temps, le cours du sang se trouve ralenti. Factice également est la sensation de chaleur qu'on éprouve après l'ingestion de l'alcool. Par le fait de la vaso-dilatation, nous dit Dubois, le rayonnement est augmenté et l'ivrogne se refroidit alors qu'il croit se réchauffer, si bien que quand même l'alcoolisé n'est pas soumis aux causes ordinaires du refroidissement, sa température s'abaisse très rapidement de 0°,5 à 1°.

L'alcool introduit dans l'estomac passe rapi-

dument dans le sang. Les recherches très précises de Nicloux (¹), ne laissent aucun doute sur
ce sujet. Il est brûlé dans le sang et les organes
qu'il imbibe, et ne s'élimine en nature qu'en
très petite quantité. D'après Binz, les reins éli-
mineraient 2,91 % d'alcool non modifié, les
poumons 1,60 % et la peau 0,14 %.

Voilà brièvement résumé ce que nous savons
aujourd'hui sur l'action physiologique de l'alcool. On avouera facilement que cette action n'a
en somme rien de physiologique et qu'elle rappelle plutôt celle d'une substance toxique dont
l'effet sur l'organisme est bien plus paralysant
qu'excitant ou stimulant.

C'est justement de ce fait que sont partis les
anti-alcoolistes rigoureux pour englober dans
leur prescription non seulement les eaux-de-vie
et les innombrables liqueurs et apéritifs — en
quoi ils ont parfaitement raison, — mais encore le vin, le cidre et la bière —, en quoi ils ont
peut-être tort.

Leur point de vue est le suivant. L'alcool
étant une substance toxique, disent-ils, même

(¹) M. NICLOUX. — *Recherches expérimentales sur
l'élimination de l'alcool dans l'organisme.* Paris,
1900.

à dose relativement petite quand celle-ci est souvent répétée, il est logique et non moins hygiénique de proscrire *toutes* les boissons qui contiennent de l'alcool et qui, par cela même, sont toxiques. Ce raisonnement est très juste, seulement on semble oublier que si nous voulions proscrire de notre table tout ce qui est toxique, nous serions bien vite réduits à la portion congrue. Le bouillon est un poison et les saucisses ainsi que les saucissons, un autre ; le poisson fumé, salé ou mariné et d'une façon générale, toutes les conserves alimentaires renferment des toxines, et celles-ci se retrouvent également dans le gibier, le fromage, la choucroute et toute la série des sauces et des épices ; il y a encore le thé et le café, qui eux aussi sont loin d'être des boissons indifférentes. Personne n'a pourtant jeté l'anathème, à toutes ces substances qui rompent la monotonie des viandes grillées ou rôties. Les hygiénistes, qui connaissent l'importance des condiments dans le régime alimentaire, nous disent seulement : usez-en, mais n'en abusez pas, et il me semble qu'on doit dire la même chose du vin, du cidre ou de la bière qui, à dose rationnelle — nous y reviendrons dans un moment —, ne peuvent être qu'utiles, même au point de vue alimentaire pur, par les substances nutritives (matières azotées, glycose, sels, etc.) qu'ils renferment.

Pour ce qui est du vin en particulier — et je laisse complètement de côté la fortune vinicole de la France et les intérêts économiques considérables qui s'y rattachent —, tout le monde est d'accord pour dire qu'à dose modérée, le vin *naturel* est utile à l'économie. Duclaux [1] ne trouve, dans le vin bien préparé, « aucun principe nocif, et l'expérience, pendant des siècles, a témoigné que l'usage modéré de cette boisson était inoffensif ». Proust [1] pense que « par ses sels, dont la quantité est de 4 à 5 grammes par litre, le vin contribue à réparer les pertes de l'organisme ». Brouardel [1] tout en admettant que le vin n'est pas un aliment dans le sens rigoureux du mot, le considère comme supérieur aux alcools « qui ne renferment rien de ces substances albuminoïdes, non plus que des acides ou sels organiques du vin, dont l'utilité est incontestable ». Ce point de vue est encore parfaitement résumé par de Lavarenne, quand il dit que « ce n'est pas la même chose de boire une boisson fermentée ou de boire de l'eau-de-vie d'un degré plus ou moins

---

[1] E. MAURIAC. — *La défense du vin et la lutte contre l'alcoolisme.* Paris, 1901.

élevé, de prendre cette eau-de-vie pure ou aromatisée d'essences ; de prendre du vin, de la bière ou du cidre ; de prendre un vin naturel ou de prendre un vin additionné d'alcool d'industrie ; de prendre de l'alcool à jeun ou avec des aliments ». Les hygiénistes admettent qu'à la dose de 1 gramme par jour et par kilogramme de poids de l'individu, l'alcool n'est pas nuisible ; et, dès lors, on peut dire qu'un adulte bien portant qui ne mène pas une vie sédentaire peut se permettre, sans danger pour sa santé environ 1 litre de vin, ou 2 litres de cidre ou de bière *par jour*, cette quantité devant être prise aux repas et la boisson étant supposée naturelle.

Comme nous venons de le voir, la proscription du vin, qui figure sur le programme des antialcoolistes rigoureux, est justifiée à leurs yeux par la présence d'alcool dans cette boisson. Nous sommes donc ainsi ramenés à la question de savoir si oui ou non l'alcool possède par lui-même une valeur alimentaire, s'il est ou non un aliment. On a beaucoup discuté sur cette question, car, de la façon dont on l'envisage, dépend en très grande partie l'opinion qu'on peut se faire sur la valeur des boissons alcooliques dans l'hygiène alimentaire.

Au VIIe Congrès international contre l'alcoolisme, M. Gley, en parlant de l'alcool, disait ceci : « L'alcool est brûlé dans l'organisme ; il fournit des calories, et une substance qui se décompose en fournissant des calories, ne peut être inutile. Un grand nombre de physiologistes, entre autres Strassmann, en 1891, ont établi que 80 à 90 % de l'alcool est éliminé sous forme d'eau et d'acide carbonique. En brûlant ainsi l'alcool fournit 7 calories par gramme ; un litre de vin peut donc fournir environ 700 calories par jour, soit le quart de calories dont l'organisme a besoin. Cette combustion de l'alcool épargne à l'individu, dans la proportion de 6 à 7 %, la combustion des albuminoïdes. Mais l'alcool est un aliment médiocre ; il est cher, il ne donne pas ce que donnent la graisse et les hydrates de carbone ; il est au point de vue de l'effet produit, trois fois plus cher que le lait et huit fois plus que le pain ».

Pour M. Gley et pour le plus grand nombre des physiologistes, une substance mérite donc le nom d'aliment quand, en brûlant dans l'organisme, elle lui fournit l'énergie nécessaire pour le travail et la chaleur. Seulement, avec M. Kassowitz, on peut se demander jusqu'à quel point on est autorisé à donner le nom d'aliment à une substance du fait seul qu'elle fournit des calories à l'organisme, et à la refuser, par conséquent, aux substances qui ne possèdent pas cette propriété.

M. Kassowitz (¹) qui s'est posé cette question, fait très judicieusement observer qu'avec cette définition, on arrive à refuser le nom d'aliment aux substances dont les plantes se servent pour leur entretien, dont elles se nourrissent. Les plantes, comme on sait, utilisent presque exclusivement des corps chimiques dépourvus de toute valeur calorifique. Or les plantes possèdent un protoplasma analogue à celui des êtres animés, qui, lui aussi, est le siège des phénomènes vitaux s'accompagnant de dégagement de chaleur et de mise en jeu de l'énergie sous différentes formes. En second lieu, on ne saurait dénier un rôle alimentaire à certains sels, sels de potasse, de chaux, de magnésie, de fer, qui ne possèdent aucune valeur au point de vue de la calorification et qui, pourtant, sont indispensables au développement, au fonctionnement, voire même à la vie de l'organisme animal.

(¹) Prof. Dr Kassowitz. — *Wirkt Alkohol nährend oder toxisch ?* Deut. med. Wochenschr., 1900, nᵒˢ 32-34.

M. Kassowitz estime donc que le terme d'aliment doit être réservé aux substances qui, en dehors de leur pouvoir de calorification, servent encore à fournir à l'organisme, à la cellule animale, les matériaux assimilables qui lui sont nécessaires pour son accroissement, son développement, sa réparation. Et, pour voir si l'alcool est un aliment, s'il tombe sous la définition qui vient d'être formulée, il doit être envisagé au double point de vue de son influence sur les substances albuminoïdes et sur les graisses de l'organisme.

Or, les recherches de ces dernières années ont montré que l'alcool détruit la substance albuminoïde de la cellule animale. Ce point nous semble d'une importance telle dans la question de l'alcoolisme que nous n'hésitons pas à citer, avec quelques détails, d'après le mémoire de Kassowitz, les travaux qui s'y rattachent.

Déjà en 1889, Romeyn, dans les expériences faites sous la direction de Forster, a pu établir très nettement l'action destructive que l'alcool exerce sur l'albumine. En donnant de l'alcool à dose un peu élevée à des individus soumis à l'inanition relative, il a constaté que, dans aucun cas, la quantité d'azote éliminée n'avait diminué ; par contre, dans plusieurs cas, on a noté une augmentation notable de l'azote éliminé. Au lieu d'épargner les substances albuminoïdes de l'organisme, l'alcool, au contraire, en amène donc la destruction. Le même fait a été constaté par Weiske et Flechsig dans leurs expériences faites sur des moutons. Chez ces animaux qui, à côté d'une alimentation riche en substances albuminoïdes et pauvre en hydrates de carbone, recevaient une certaine quantité d'alcool, celui-ci a provoqué une augmentation de l'excrétion d'azote.

Non moins instructives sont les expériences faites par Keller sur lui-même. La quantité d'azote éliminée pendant les trois premiers jours pendant lesquels Keller ne prenait pas d'azote, était respectivement de 20,9, de 22,0 et 22,2. Au quatrième jour, Keller ajoute de l'alcool à sa ration alimentaire et, ce jour, la quantité d'azote éliminée est de 20,8. Mais les trois jours suivants, pendant lesquels M. Keller ne prend pas d'alcool, cette quantité monte, pour chacun de ces trois jours, à 23,1. Dans cette expérience, l'action destructive que l'alcool exerce sur les substances albuminoïdes, se manifeste surtout pendant les jours qui suivent l'ingestion de l'alcool.

Cette action à longue distance de l'alcool

apparaît également dans les expériences de Chittenden. Dans trois séries d'expériences, il a trouvé une fois une augmentation et deux fois une légère diminution de l'azote excrété pendant les jours pendant lesquels il prenait de l'alcool; par contre, dans toutes ses expériences, il a noté une destruction intense des substances albuminoïdes pendant les jours qui suivaient l'ingestion de l'alcool.

Les expériences faites par Miura sur lui-même sont encore plus démonstratives, en ce sens qu'elles montrent qu'au point de vue de l'épargne de l'albumine, l'alcool ne saurait être comparé aux autres hydrates de carbone de l'alimentation.

Miura commence par se mettre en état d'équilibre azoté avec un régime donné, et cela étant fait, il remplace une partie des hydrates de carbone de son alimentation par une certaine quantité d'alcool équivalente au point de vue du nombre de calories. Il constate alors, dans trois expériences consécutives, que l'addition d'alcool donne lieu à une augmentation considérable de la quantité d'azote excrétée. Il supprime l'alcool et, reprenant son premier régime, il trouve que l'excrétion de l'azote reste toujours élevée pendant le premier jour et ne redevient normale qu'à partir du deuxième jour. Il introduit alors la modification suivante dans son expérience. Il supprime de son régime la même quantité d'hydrates de carbone, comme il l'a déjà fait, mais ne la remplace pas par une quantité équivalente d'alcool, et il constate alors ce fait vraiment curieux que l'augmentation de l'azote excrété est moins grande qu'à la période pendant laquelle les hydrates de carbone supprimés étaient remplacés par l'alcool. Miura est donc parfaitement autorisé à conclure de ces expériences que l'alcool, loin d'être un aliment d'épargne, économisant les substances albuminoïdes de l'organisme, est, au contraire, un destructeur de l'albumine, un poison pour le protoplasma.

C'est aussi la conclusion à laquelle arrive Schmidt à la suite d'expériences conduites d'une façon non moins rigoureuse.

Schmidt se met en équilibre azoté avec un régime donné, puis détermine la quantité d'hydrates de carbone nécessaires pour amener, quand ils sont ajoutés au régime, une diminution de l'azote excrété, c'est-à-dire l'épargne des substances albuminoïdes. Il remplace alors la quantité supplémentaire d'hydrates de carbone par une quantité équivalente (en calories) d'alcool, et constate, dans ces nouvelles condiditions, une augmentation de l'azote excrété, c'est-à-dire une destruction énergique de l'albumine.

Toutes ces recherches montrent donc que l'alcool n'est pas un aliment d'épargne pour les substances albuminoïdes de l'organisme.

Mais la question de l'alcool-aliment doit être envisagé encore à un autre point de vue. Les substances albuminoïdes, les graisses, les sucres, etc., de nos aliments, en brûlant dans notre organisme, empêchent celui-ci d'utiliser, dans le même but, sa propre substance albuminoïde, sa propre graisse. Peut-être l'alcool, destructeur de la substance albuminoïde du protoplasma, possède-t-il la propriété de s'opposer à la consommation de la graisse de l'organisme et arrive-t-il à compenser ainsi, mais indirectement, l'action qu'il exerce sur l'albumine ?

On a, en effet, dit que l'alcool économisait, épargnait la graisse de l'organisme. Les auteurs qui ont soutenu cette théorie invoquaient en sa faveur, ce fait que lorsque l'alcool est brûlé dans l'organisme, la quantité d'oxygène consommée et celle d'acide carbonique formée augmentent dans une mesure moins grande que cela n'aurait dû avoir lieu. On en conclut que les parties constituantes de l'organisme qui auraient été brûlées sans cet alcool, sont ainsi conservées et que, par conséquent, si l'alcool ne conserve pas l'albumine, il épargne, il économise, en revanche, les graisses. Mais d'où vient cette non-consommation de l'oxygène par l'organisme alcoolisé ? Geppert explique ce fait en supposant que la quantité d'oxygène qui est à la disposition de l'organisme *au repos* constitue une valeur presque constante qui peut bien être augmentée par le travail musculaire ou celui des glandes, mais nullement par l'introduction dans l'organisme d'une substance oxydable.

Cette théorie qui, d'une façon un peu arbitraire, suppose une limite à la consommation de l'oxygène à l'état de repos, est combattue par Kassowitz. Pour lui, la diminution de l'oxygène consommé et de l'acide carbonique formé qu'on constate à la suite de l'ingestion de l'alcool, s'explique d'une façon beaucoup plus simple. L'alcool, dit-il, détruit le protoplasma, et comme les processus vitaux d'oxydation sont intimement liés à l'activité fonctionnelle du protoplasma, il est tout naturel que la diminution quantitative de ce protoplasma amène une diminution quantitative des phénomènes par lesquels se manifeste la vie du protoplasma. A ce point de vue, le mode d'action de l'alcool rappelle dans

une certaine mesure celui du phosphore qui, lui
aussi, est un poison destructeur des substances
albuminoïdes du protoplasma, qui, lui aussi,
donne lieu à une augmentation de l'azote excrété et provoque en même temps une diminution
de l'oxygène consommé et de l'acide carbonique
formé.

Un autre fait que Kassowitz invoque contre
la théorie de Geppert est le mode d'action de
l'alcool sur les centres nerveux. Il fait notamment remarquer que l'excitation passagère du
cerveau, si tant est que cette excitation existe,
fait rapidement place à un état parétique sinon
paralytique; et, dès lors, il lui semble tout naturel d'attribuer à cet engourdissement nerveux,
qui a pour résultat une diminution de l'activité
fonctionnelle des organes, la diminution de l'oxygène consommé et de l'acide carbonique formé.

L'alcool n'est donc pas un aliment, et les expériences que nous venons de rapporter démontrent
ce qu'il faut penser de l'opinion populaire d'après
laquelle l'alcool produirait de la force et favori-
serait, rendrait plus facile le travail. La sensation du travail plus facile après l'ingestion de
l'alcool existe peut-être, mais, d'après Fick (¹),

(¹) E. FLADB. — *Loc. cit.*

elle tiendrait à une sorte d'auto-suggestion, tandis que Schmiedeberg y voit le résultat de l'engourdissement des centres supérieurs, donnant aux mouvements l'allure des phénomènes d'excitation médullaire.

Les recherches de Chauveau ([1]) ont, du reste, montré ce qu'il fallait penser de cette prétendue augmentation du travail musculaire. Chauveau s'est notamment attaché à déterminer si un sujet qui travaille, et dont le sang est saturé d'alcool, tire de la combustion de cet alcool l'énergie nécessaire au fonctionnement de ses muscles.

Pour cela, il a mesuré le quotient respiratoire, c'est-à-dire le rapport existant entre le volume d'acide carbonique excrété et celui d'oxygène fixé, chez un chien soumis à un travail déterminé et absorbant alternativement une nourriture normale (viande et sucre) et le même régime après substitution à 84 grammes de sucre de 48 grammes d'alcool à 96° (quantité isodyname). Or, avec une alimentation normale, le quotient respiratoire a été en moyenne de 0,963; pendant la période d'alcoolisation, au contraire,

----

([1]) A. CHAUVEAU. — *Alcool et travail musculaire.* Acad. des Sciences, 14 janvier 1901.

il n'a été que de 0,922. Chauveau en conclut que l'alcool ingéré ne participe que très faiblement, s'il y participe, aux combustions où le système musculaire puise l'énergie nécessaire à son fonctionnement.

A l'état de repos, on arrive à des résultats analogues, ce qui prouve que l'organisme n'utilise pas plus l'alcool pour les dépenses physiologiques ordinaires que pour celles qui résultent du travail musculaire.

Enfin, Chauveau a encore trouvé que, pendant la période d'alimentation normale, le chien en expérience a fourni, comme travail journalier, une moyenne de $23^{km},924$ de marche en deux heures, et son poids a augmenté de $1^{kg},245$, soit presque le cinquième du poids primitif. Au contraire, durant le laps de temps où cet animal a pris une certaine dose d'alcool à la place d'une quantité équivalente de sucre, il n'a fait en moyenne, chaque jour, que $18^{km},666$ et son poids a légèrement baissé (de 115 grammes).

La même conclusion découle des tracés dynamométriques de Desirée [1] qui a montré que 20 à 25 minutes après l'ingestion d'une dose moyenne d'alcool, la valeur du travail musculaire effectué

---

[1] Triboulet et Mathieu. — *Loc. cit.*

tombait au-dessous de la normale. Le même fait ressort également des recherches de Gilbault (¹).

Gilbault a étudié sur lui-même, au moyen de l'ergographe, l'action réparatrice de différents liquides sur l'organisme épuisé par un long travail. Ayant pris de l'alcool, il a constaté que le travail effectué était beaucoup plus faible que quand il n'avait rien pris ou pris seulement de l'eau. Le lendemain encore, en revenant à l'ergographe, il fournissait beaucoup moins de de travail qu'avec le régime normal, celui-ci consistant pour Gilbault à ne boire que de l'eau.

Donc l'alcool laisse longtemps après lui une lassitude, ce qui permet d'expliquer l'entraînement à boire qu'éprouvent ceux qui ont déjà bu, entraînement qui est proverbial : en effet, au moment où une personne prend de l'alcool ou une liqueur alcoolisée, elle éprouve une excitatation qui lui permet d'effectuer pendant un temps très court, un peu plus de travail qu'à l'état sain, mais ensuite vient une période de prostration qui s'accentue même le lendemain, et cette personne recourt naturellement de nouveau à l'alcool, qui lui a donné précédemment un moment d'excitation.

____

(¹) H. GILBAULT. — *Les excitants musculaires.* Tribune médic., 1900, nº 17.

L. Jacquet ([1]) cite une véritable expérience d'atelier qui confirme pleinement les recherches de laboratoire que nous avons citées tout au long.

Un industriel américain a divisé ses ouvriers, d'accord avec eux, en deux équipes de 20 hommes chaque, travaillant à leurs pièces. Les deux équipes avaient une ration identique, mais en plus, l'une d'entre elles consommait une certaine quantité de vin et de bière, l'autre buvant exclusivement de l'eau. Pendant les quatre premiers jours, l'équipe alcoolisée produisit un peu plus que l'équipe qui buvait de l'eau. Au cinquième jour, les choses s'égalisèrent, et à partir du sixième jusqu'au vingtième jour, les buveurs d'eau l'emportèrent définitivement et d'une manière notable.

Voici un autre fait ([2]) qui, lui aussi, a la valeur d'une véritable expérience :

Dans les ports de la Mer Noire, dans le Bosphore, les travaux les plus pénibles (déchargement du charbon sous un soleil torride) sont effectués par les Turcs auxquels la religion interdit l'usage des boissons fermentées et qui

---

([1]) L. JACQUET. — *Le péril alcoolique en France*, Paris, 1899.
([2]) *Gazette des Eaux*, 1901, n° 2, p. 15.

ne boivent guère que de l'eau. Alors que les Bulgares, les Roumains, les Valaques, les Slaves intoxiqués par l'alcool, peuvent à peine travailler à cette besogne 3 ou 4 heures seulement, les Turcs le font impunément pendant 12 ou 14 heures. La force des portefaix de Constantinople est proverbiale : ils sont presque tous buveurs d'eau.

Ne sait-on pas, d'autre part, que tous ceux qui s'adonnent aux sports, les cyclistes, les lutteurs, les coureurs, les athlètes suppriment l'alcool de leur régime alimentaire ? Miller (de Chicago), Calmettes (de Paris), Monachon (de Genève), Fischer (de Mulhouse), Marius Thé (de Marseille), coureurs bien connus dans le monde cycliste ne boivent presque pas de vin, jamais de liqueurs, ni d'apéritifs.

Un point sur lequel tous les professionnels du sport sont d'accord c'est que, pendant la durée de l'entraînement et pendant l'exercice, il faut s'abstenir d'une façon absolue de boissons alcooliques (1).

Tous ces faits montrent donc que l'alcool ne saurait figurer dans notre régime à titre d'ali-

---

(1) L. JACQUET et F. REGNAULT. — *Alcool et Cyclisme*, Soc. méd. des Hôpit. de Paris, séance du 21 juillet 1899.

ment proprement dit. C'est à titre de *condiment*
qu'il peut et doit figurer sur notre table. Mais
pour remplir ce rôle dont l'importance dans
l'alimentation est considérable, il est indipen-
sable qu'il soit suffisamment dilué et naturel,
comme il l'est dans une boisson naturellement
fermentée telle que le vin, le cidre ou encore la
bière. Sous toute autre forme c'est un poison
comme nous allons le voir maintenant.

CHAPITRE III

—

ACTION TOXIQUE
DE L'ALCOOL ET DES SPIRITUEUX

(FAITS EXPÉRIMENTAUX)

La toxicité de l'alcool et des spiritueux est une notion aujourd'hui définitivement acquise qui s'appuie sur les résultats fournis par l'expérimentation ainsi que sur les faits tirés de l'observation clinique et de l'anatomie pathologique.

Le pouvoir toxique de l'alcool apparaît déjà très manifestement dans les expériences de Dujardin-Beaumetz et Audigé (¹) bien que ces auteurs aient adopté la voie des injections souscutanées, qui, par le fait des phlegmons se formant dans ces conditions, est capable de vicier les résultats d'expérience. Toutefois Dujardin-

---

(¹) TRIBOULET ET MATHIEU. — *Loc. cit.*

Beaumetz et Audigé ont pu établir — et leurs recherches ont été confirmées ultérieurement —, qu'à la dose de $7^{gr},75$ par kilogramme d'animal, l'alcool éthylique, en injection sous-cutanée, tue le chien dans l'espace de 24 à 36 heures. Pour les alcools supérieurs, plus toxiques, cette dose est moindre et d'autant moins grande que l'alcool occupe une place plus élevée. C'est ainsi que cette dose a été trouvée :

```
pour l'alcool propylique de  .  .  .  .  3gr,8o
   //       leutylique.  //  .  .  .  .  .  1, 8o
   //       amylique .  //  .  .  .  .  .  1, 5o
```

Les recherches de Laborde et Magnan [1], dans lesquelles l'alcool éthylique pur ou l'alcool d'industrie non rectifié étaient injectés directement dans l'estomac des chiens, sont venues confirmer les expériences de Dujardin-Beaumetz et Audigé en montrant tout d'abord que l'alcool éthylique, qu'il soit tiré du vin ou livré par l'industrie est un poison ; et qu'en second lieu, l'alcool d'industrie non rectifié était beaucoup plus toxique que l'alcool éthylique. Il semble pourtant qu'il existe une certaine différence dans les effets que provoque l'alcool éthylique d'industrie

---

[1] LABORDE ET MAGNAN. — *L'alcool et sa toxicité.* Acad. de Méd. Séances des 2 et 16 octobre 1888.

et l'alcool éthylique provenant de la distillation du vin. Suivant l'expression pittoresque de Laborde, un cobaye auquel on injecte sous la peau 1 centimètre cube d'alcool de vin se conduit en « petit pochard » ; avec la même dose d'alcool éthylique d'industrie, il tombe « ivre-mort », tandis que l'alcool non rectifié provoque chez lui une attaque d'épilepsie.

Tous ces faits se trouvent encore confirmés dans les expériences très précises de Joffroy et Serveaux qui injectaient dans les veines de lapins et de chiens, soit de l'alcool pur, soit une boisson alcoolique, soit les impuretés de celles-ci. Ces recherches que nous citons d'après l'excellent travail d'Antheaume, ont conduit Joffroy à distinguer :

1° *L'équivalent toxique expérimental*, mesurant la toxicité expérimentale, c'est-à-dire la quantité d'alcool qu'on peut injecter pour amener la mort d'un kilogramme d'animal, lorsqu'on continue l'injection jusqu'au moment de la mort constatée par la dernière respiration.

2° *L'équivalent toxique vrai*, qui mesure la toxicité vraie : c'est la quantité de matière toxique qui est nécessaire et suffisante pour amener par elle-même la mort d'un kilogramme d'animal dans un court délai.

Cette distinction entre la toxicité expérimentale et la toxicité vraie, est d'autant plus importante que, suivant la juste remarque d'Antheaume, la toxicité expérimentale est une toxicité relative ; elle donne des renseignements sur le sens dans lequel varie la toxicité vraie ; elle peut montrer qu'un alcool est plus toxique qu'un autre alcool, mais sans jamais permettre d'en affirmer la proportion d'une manière certaine et définitive.

Les recherches de Joffroy et Serveaux, faites avec des alcools purs, ont tout d'abord confirmé l'exactitude des faits signalés par Dujardin-Beaumetz et Audigé, à savoir que le pouvoir toxique d'un alcool est d'autant plus grand que sa formule atomique est plus élevée. Pour les divers alcools, ils ont, en effet, trouvé des équivalents toxiques expérimentaux variés. Le tableau ci dessous dans lequel se trouvent consignés ces résultats :

Alcools	Formule	Équivalent toxique expérimental
Méthylique . .	CH^4O	25,25
Éthylique . . .	C^2H^6O	11,70
Propylique . .	C^3H^8O	3,40
Isobutylique . .	$C^4H^{12}O$	1,45
Amylique . . .	$C^5H^{12}O$	0,63

montre très nettement que la quantité d'alcool nécessaire pour tuer un kilogramme d'animal est presque dix fois plus petite dans les alcools supérieurs que pour l'alcool éthylique, ce qui revient à dire que ce dernier est dix fois moins toxique que les premiers. Les recherches sur l'équivalent toxique vrai — recherches qui ne sont pas encore terminées — ont donné à Joffroy et Serveaux des résultats analogues.

La toxicité plus grande des alcools supérieurs est démontrée encore par les expériences de Baër (¹) qui provoquait, chez les animaux, une intoxication aiguë mortelle en leur injectant dans l'estomac des quantités variables d'alcool. Prenant la toxicité de l'alcool éthylique pour unité, il a trouvé que la toxicité des alcools supérieurs pouvait s'exprimer par :

<pre>
2 pour l'alcool propylique
3   //   butylique
4   //   amylique
</pre>

Dans toutes ces expériences, qui mettent hors de doute l'action toxique de l'alcool, c'est l'intoxication aiguë qui a été réalisée. Pour ce qui est de l'intoxication chronique au moyen de

---

(¹) G. BAËR. — *Beitr. z. Kentn. der acut. Vergift. mit verschied. Alkoholen.* Arch. f. Anat. u. Phys., 1898.

l'alcool administré à petite dose, par voie stomacale, de façon à réaliser, autant que possible, l'alcoolisme chronique expérimental, les recherches faites dans cette direction ont donné des résultats moins précis. Les travaux de Magnan et Laborde, Dujardin-Beaumetz et Audigé, Strauss et Blocq, Mairet et Combemale, Joffroy et Serveaux, Strassmann, Pupier, Afanassieff, etc., montrent néanmoins que tous les alcools sont toxiques; que tous, ils déterminent des modifications du caractère, des phénomènes paralytiques, des lésions de l'estomac et de l'intestin, du foie, parfois même des reins; et que même avec une dose d'alcool peu élevée, la mort peut survenir assez rapidement (¹).

Mais l'homme ne boit pas d'alcool pur. Ce qu'il boit, c'est le vin, ce sont les eaux-de-vie, les apéritifs, les liqueurs, c'est-à-dire des liquides à base d'alcool contenant en même temps des impuretés. Il est alors évident que dans toutes ces boissons, à la toxicité de l'alcool s'ajoute celle des substances aromatiques, bouquets, essences et ce qu'elles renferment. La médecine expérimentale a, du reste, déterminé très exacte-

---

(¹) JOFFROY.— *L'alcoolisme chronique.* Tribune Méd., 1898, nᵒˢ 5. 6. 7.

ment la toxicité de ces impuretés et celle de l'alcool des boissons généralement usitées.

Ainsi, d'après les recherches de Laborde et Magnan, en injection intraveineuse, le furfurol tue le lapin en quelques minutes à la dose de $\frac{1}{2}$ centimètre cube ; un chien pesant six kilogrammes ne survit pas plus de 30 minutes à l'injection stomacale de 4 centimètres cubes de cette substance. L'aldéhyde salicylique que les fabricants de vermouths et de bitters substituent à l'essence de reine des prés qui entre dans la composition de ces liqueurs, est une substance épileptisante qui, en injection intraveineuse, tue le chien à la dose de 1 centimètre cube. L'essence d'absinthe, substance épileptisante type, tue le cobaye à la dose de 1 centimètre cube, injecté sous la peau.

Voici, d'un autre côté, pour ces mêmes substances, les chiffres obtenus par Joffroy et Serveaux :

Désignation	Équivalent toxique expérimental
Furfurol	0,24
Aldéhyde	1,14
Acétone	5,27

Il est donc tout naturel de voir les eaux-de-vie qui, à côté de l'alcool, renferment des impuretés en plus ou moins grande quantité, être plus toxiques que l'alcool seul.

On le voit dans le tableau ci-dessous de Joffroy et Serveaux :

Eau de-vie	Équivalent toxique expérimental
Cognac jeune authentique. . . .	11,41
Armagnac vieux	11,10
Eau-de-vie de cidre	10,57
Marc de Bourgogne.	9,84
Eau-de-vie de prunes	9,41
Kirsch des Vosges	8,40

En s'aidant de ces données et de celles qui avaient été établies par les recherches de Dujardin-Beaumetz et Audigé, Antheaume a eu l'idée d'établir par simple calcul la toxicité de diverses eaux-de-vie de consommation. Il admet que la toxicité d'une liqueur alcoolique est égale à la somme des toxicités de différents produits qu'elle renferme et, pour déterminer la toxicité du rhum, il procède de la façon suivante :

« L'analyse chimique, dit-il, a démontré qu'un litre de rhum de la Martinique à 5o degrés est ainsi composé :

Alcool éthylique . . .	5oo centimètres cubes	
Éthers.	0,763	//
Aldéhydes	0,153	//
Furfurol.	0,034	//
Alcools supérieurs . .	0,387	//

« Admettons, comme équivalents toxiques de ces différents produits, les chiffres suivants :

Alcool éthylique . .	7,80	(Joffroy)
Éthers	4	(Dujardin-Beaumetz)
Aldéhydes.	1	(Joffroy)
Furfurol	0,14	(Joffroy)
Alcools supérieurs. .	1,50	(Dujardin-Beaumetz)

« En tenant compte de la toxicité différente de chacun de ces produits, on trouve, pour le litre de rhum de la Martinique à 5o degrés, que :

500^{cm^3} d'alcool éthylique tueraient	64^{kg},102 d'animal	
0,763 d'éthers	//	0, 191 //
0,153 d'aldéhydes	//	0, 153 //
0,034 de furfurol	//	0, 243 //
0,387 d'alcools supérieurs	//	0, 258 //
Total	64^{kg},947 d'animal	

« On arrive ainsi à trouver que ce litre de rhum, malgré la présence des éthers, des aldéhydes, du furfurol, des alcools supérieurs, n'est capable de tuer que 64^{kg},947, chiffre à peine plus élevé que celui qui représente le nombre de kilogrammes

que peut tuer un litre d'eau-de-vie faite avec de
l'alcool éthylique pur (64^{kg},930) ».

Antheaume a refait le même calcul pour
d'autres eaux-de-vie, et est arrivé à dresser le
tableau suivant :

1 litre d'alcool éthylique pur supposé à 50° tue 64^{kg},102
     //   de rhum de la Martinique . . // 64, 947
     //   de cognac (1893) . . . . . // 65, 006
     //   d'eau-de-vie de Montpellier . // 64, 506
     //   d'Armagnac (moins d'un an) . // 65, 129
     //   de marc de Bourgogne. . . // 68, 079
     //   de kirsch. . . . . // 64, 603
     //   d'eau-de-vie de cidre (Caen) . // 65, 115
     //   //   (Gournay) // 64, 717
     //   d'eau-de-vie de prunes (Lorraine) // 68, 199

On ne peut que souscrire à la conclusion
d'Antheaume quand il dit que *ce qui donne au
produit la presque totalité de sa toxicité, c'est
l'alcool éthylique qui est sans contredit le moins
toxique de tous ces produits (ainsi qu'il résulte
de la comparaison des différents équivalents
toxiques), mais qui est tellement plus abondant
que c'est lui qui joue le rôle principal comme
poison.* Cette conclusion confirme donc l'opinion
de Daremberg quand, en s'appuyant sur l'analyse
des eaux-de-vie naturelles et des eaux-de-vie
fabriquées de toutes pièces, il soutenait que les
premières sont beaucoup plus toxiques que les

secondes en raison de la plus grande quantité d'impuretés qu'elles renferment.

Pour en terminer avec cette partie expérimentale, il nous semble intéressant de signaler les recherches très curieuses de Féré qui a étudié l'influence des vapeurs d'alcool et d'eaux-de-vie sur les œufs en incubation. Ces recherches lui ont montré que le rhum et l'alcool éthylique ont la même puissance tératogène ; que le tafia est plus tératogène que le rhum ; que l'Armagnac est plus nuisible que l'alcool éthylique pur, et que la puissance tératogène de l'alcool de pommes de terre est très rapprochée de celle de l'alcool propylique, du rhum et du tafia.

Toutes ces recherches, recherches de laboratoire, montrent donc que l'alcool est une substance toxique. Sur ce point, aucune discussion n'est possible. Mais on peut se demander jusqu'à quel point ces résultats expérimentaux sont applicables à l'homme, dans quelle mesure ils éclairent la pathologie de l'alcoolisme chez l'homme ?

Nous verrons, dans un moment, que la toxicité de l'alcool pour l'homme est nettement démontré par la clinique. Mais, à côté de l'intoxication chronique dont s'occupe la médecine, il existe des faits, véritables expériences *in vivo*, qui montrent qu'à dose élevée l'alcool est parfaitement capable d'amener la mort chez l'homme. Pierron (1) a rapporté l'histoire d'un fort de la halle, âgé de 20 ans, qui voulut un jour boire une demi-bouteille d'eau-de-vie d'un seul trait, et mourut une demi-heure après. Briand cite le cas d'un charretier de 28 ans qui avait fait la gageure de boire deux bouteilles d'eau-de-vie. Il le fit dans l'espace d'une heure et demie et expira en prenant le dernier verre. Taylor a vu succomber un enfant de sept ans qui avait ingéré 90 à 125 grammes d'alcool. Todd a vu mourir un homme qui avait bu un litre de rhum. A dose massive, l'alcool quand même il est pris par la voie stomacale, est donc un poison mortel pour l'homme.

Les recherches expérimentales que nous avons longuement citées ont encore, à un autre point de vue, leur importance dans la question de l'alcoolisme chez l'homme.

Comme nous l'avons déjà dit — et nous ne craignons pas de le répéter, tellement cela nous paraît important — ces recherches établissent que l'alcool éthylique naturel, c'est-à-dire tiré du vin, n'est pas moins toxique que le même alcool industriel obtenu, par exemple, par la distilla-

(1) ANTHEAUME. — *Loc. cit.*

tion du topinambour. Elles détruisent donc la légende de l'innocuité des alcools naturels.

Elles montrent ensuite que la toxicité d'une liqueur alcoolique dépend bien plus de la quantité d'alcool que des impuretés qu'elle renferme. La part de celles-ci n'est pas bien grande, mais il n'en est pas moins vrai que les eaux-de-vie naturelles sont plus toxiques que l'alcool éthylique pur, et plus toxiques aussi que les eaux-de-vie artificielles, puisque celles-ci, suivant les analyses de Daremberg, renferment moins d'impuretés. Ainsi tombe la légende de l'innocuité des eaux-de-vie naturelles.

Au point de vue de l'alcoolisme chez l'homme, on peut donc, avec Antheaume, tirer de ces expériences de laboratoire, la conclusion suivante : *Il n'est pas douteux que les impuretés (furfurol, aldéhydes, éther, alcools supérieurs) n'augmentent dans une certaine mesure la toxicité de ces breuvages alcooliques, mais quelle que soit l'élévation de leur pouvoir toxique, ces impuretés s'y trouvent en quantité si faible et leur toxicité dans l'intoxication chronique est parfois si atténuée qu'on ne saurait vraiment leur imputer qu'un rôle secondaire dans la production de l'alcoolisme. Donc, et en définitive, ce qui crée l'alcoolisme, c'est l'abus de l'alcool.*

CHAPITRE IV

ACTION TOXIQUE
DE L'ALCOOL ET DES SPIRITUEUX

(FAITS CHIMIQUES ET STATISTIQUES)

Les faits qui montrent l'action toxique de
l'alcool chez l'homme sont de plusieurs ordres.
Comme tout poison, l'alcool diminue la résistance de l'organisme et le rend plus apte à con-
tracter les maladies ; comme tout poison encore
l'alcool diminue la résistance de l'organisme
envers la maladie contractée et imprime
à celle-ci un caractère de gravité particulière ;
comme tout poison enfin, l'alcool exerce une
action élective sur certains organes (tube
digestif, foie, système nerveux), ou bien encore
crée un syndrome clinique autonome qui, suivant le mode d'intoxication et la dose du poison,
évolue d'une façon aiguë (ivresse) ou lente (alcoolisme chronique), en provoquant des lésions
différentes dans les deux cas.

La morbidité plus grande des alcooliques ou même simplement des individus qui boivent et sont alcooliques sans s'en douter, est une notion de date récente. A titre d'impression, elle existait depuis longtemps dans l'esprit des médecins, mais les faits précis qui l'ont établie ne sont pas encore nombreux et relèvent de la statistique. Dans son rapport sur l'alcoolisme dans les hôpitaux parisiens, L. Jacquet [1] compte, sur 3 416 consultants, 795 alcooliques ou alcoolisés, soit une proportion de 23,27 % ; mais, sur 1 328 hospitalisés, il note déjà 610 alcooliques et alcoolisés, soit une proportion de 45,93 %.

La statistique d'Imbert [2] qui porte sur 971 consultants (441 hommes et 530 femmes) venus à l'hôpital Laënnec du 1er février au 1er août 1896, confirme cette influence de l'alcool sur la morbidité générale. Comme on peut juger d'après les deux tableaux ci-après, cette morbidité augmente et est particulièrement élevée dans « les professions dans lesquelles on boit » (marchands de vin, tonneliers, cochers, déménageurs, cuisiniers, etc.) :

---

[1] L. JACQUET. — *Alcool*; *Maladie*; *Mort*. Paris, 1899.
[2] H. IMBERT. — *L'Alcoolisme chronique dans ses rapports avec les professions*. Paris, 1897.

TABLEAU I. — STATISTIQUE GÉNÉRALE
DE L'ALCOOLISME CHEZ L'HOMME

Professions	Nombre de consultants	Alcooliques	Proportion p. $^0/_0$
Débitants	23	23	100
Courtiers	6	6	100
Marchands ambulants .	6	6	100
Tonneliers . . . . -	4	4	100
Plombiers	5	5	100
Hommes de peine . .	13	13	100
Déménageurs	2	2	100
Terrassiers	14	13	93,57
Cochers	22	20	90,90
Chaudronniers . . .	11	10	90,90
Boulangers	10	9	90
Cuisiniers	10	9	90
Bouchers	14	12	85,71
Menuisiers	21	18	85,71
Maçons	18	15	83,22
Charcutiers	5	4	80
Garçons de lavoir . .	9	7	77,77
Serruriers	9	7	77,77
Chauffeurs-mécaniciens.	14	10	71,43
Domestiques	9	6	66,66
Emballeurs	3	2	66,66
Imprimeurs	9	6	66,66
Peintres	17	11	64,11
Employés de commerce.	61	34	55,73
Cordonniers	9	5	55,55
Palefreniers	4	2	50
Gardiens de la paix . .	8	4	50
Comptables	31	15	48,06
Tailleurs	9	4	44,44
Employés des postes . .	7	3	42,85
Professions inconnues .	26	14	//
// diverses . .	32	19	//
Total	441	318	

Les mêmes faits ressortent, quand on consulte le tableau de l'alcoolisme chez la femme.

TABLEAU II. — STATISTIQUE GÉNÉRALE DE L'ALCOOLISME CHEZ LA FEMME.

Professions	Nombre des consultantes	Alcooliques	Proportion p. %
Marchandes de vin . .	3	3	100
Marchandes ambulantes.	9	9	100
Filles de brasserie . .	5	4	80
Femmes de ménage . .	75	40	53,33
Cuisinières	120	60	50
Blanchisseuses. . . .	30	12	40
Brocheuses	5	2	40
Concierges	5	2	40
Lingères	14	4	28,56
Bonnes	53	13	24,52
Journalières	34	6	14,69
Sans profession . . .	71	10	14,08
Couturières.	75	8	10,66
Brodeuses	12	1	//
Institutrices.	8	1	//
Modistes	6	1	//
Artistes de café-concert.	2	1	//
Modèles	2	1	//
Garde-malade	1	0	//
Total . . .	530	178	

L'action morbifique de l'alcool apparaît très nettement dans ces tableaux. Chaque fois qu'on se trouve en présence des individus exerçant une profession dans laquelle on boit, on les voit présenter les stigmates de l'intoxication alcoolique dans une proportion de 90 à 100 % (marchands de vin, courtiers, journaliers, déménageurs, etc.); et, inversement, chaque fois que la profession exercée par le malade ne comporte pas l'abus des boissons alcooliques, la proportion des manifestations alcooliques tombe à 40 % chez les hommes, à 10 % chez les femmes.

La statistique d'Imbert nous fournit encore quelques renseignements sur les organes qui sont le plus souvent atteints chez les alcooliques. Ainsi, sur 131 malades hommes, manifestement alcooliques, Imbert trouve :

Maladies de l'appareil digestif et de ses annexes	16 cas
Maladies du système nerveux périphérique	16 ⁄
Maladies du système nerveux central	26 ⁄
Maladies infectieuses	53 ⁄
Maladies diverses (bronchites, emphysèmes, insuffisance mitral, varices, mal de Bright, saturnisme)	20 ⁄

Les maladies du système nerveux périphérique et central : 42 cas.

Sur 68 malades femmes présentant des stigmates alcooliques, Imbert note :

Maladies de l'appareil digestif et de ses annexes	12 cas
Maladies du système nerveux périphérique.	4 "
Maladies du système nerveux central	25 "
Maladies infectieuses.	21 "
Maladies diverses	6 "

(Maladies du système nerveux périphérique + central) } 29 cas

Cette petite statistique met en lumière plusieurs faits fort intéressants. Elle montre notamment que l'alcool exerce une sorte d'action de prédilection sur le tube digestif et ses annexes (foie) qu'il traverse avant de passer dans le sang ; elle fait voir également que le locus minoris resistentiæ des alcoolisés est le système nerveux central sur lequel l'alcool agit d'une façon élective. Elle prouve enfin que l'alcool en affaiblissant l'organisme le prédispose aux maladies infectieuses.

Tous ces faits ainsi que l'action morbifique générale de l'alcool se confirment quand on étudie les tables de mortalité générale en rapport avec les professions. Cette étude a été faite dernièrement par L. Jacquet (¹) d'une façon

---

(¹) L. JACQUET. — *Loc. cit.*

tellement lucide que nous ne saurions mieux
faire que de reproduire ici textuellement plusieurs passages de son rapport.

L'étude de L. Jacquet a été faite avec les
statistiques anglaises analysées par Tatham. Ces
statistiques portent sur 504 923 décès représentant la mortalité de la population anglaise *mâle*
au-dessus de quinze ans pendant les trois
années 1890, 1891, 1892. Chacun de ces décès a
été classé par Tatham, par périodes d'âge,
d'après la profession du décédé et la cause de sa
mort.

Le statisticien anglais est arrivé ainsi à
dresser une série de tables, synthétisant de
façon claire la mortalité moyenne annuelle dans
les différentes professions, les causes de mort
respectivement les plus fréquentes, la mortalité
comparative aux divers âges pour les professions
diverses, les professions à mortalité élevée ou
basse, etc. Sur ces tables, il est aisé de re-
lever les professions notoirement *alcoolisées*,
les chiffres absolus et comparatifs des décès
afférant à chacune, les causes prédominantes de
ces décès.

Pour montrer l'action morbifique générale de
l'alcool, L. Jacquet cite « d'abord un tableau ré-
sumant la mortalité de certaines professions

concernant le commerce des spiritueux, en la comparant à la mortalité générale des sujets mâles exerçant une profession (*occupied males*) ramenées à 100 pour chaque groupe d'âge » :

Désignation	15 ans	20 ans	25 ans	35 ans	45 ans	55 ans	65 ans et au-dessus
Sujets mâles exerçant une profession	100	100	100	100	100	100	100
Fabricants de malt. . .	84	37	63	90	88	115	143
Brasseurs	105	110	149	153	149	148	126
Aubergistes (patrons et employés)	94	135	207	197	171	144	101
Aubergistes, Londres. .	101	128	201	220	199	164	116
// Districts industriels	71	122	247	221	209	166	113
Aubergistes, Districts agricoles	75	71	156	160	135	127	99

Ce tableau, en ce qui concerne l'influence pathogène de l'alcool, fournit à la fois la preuve et la contre-épreuve. Les fabricants de malt, qui n'ont professionnellement nul rapport avec ce poison, présentent une mortalité au-dessous de la moyenne, sauf pour la période de cinquante-cinq ans et au-delà, quand leurs cadres comprennent un nombre élevé de sujets âgés. Par

Désignation	Alcoolisme et maladies du foie	Alcoolisme	Maladies du foie	Goutte	Maladies du système nerveux	Suicide	Phtisie	Maladies des organes urinaires
Sujets mâles exerçant une profession	100	100	100	100	100	100	100	100
Cochers	153	215	122	300	100	· 143	124	132
Marchands ambulants	163	277	107	150	170	100	239	171
Porteurs de charbon	165	223	137	//	120	50	116	122
Marchands de poisson	168	215	144	150	109	150	86	120
Musiciens ambulants	168	223	141	450	135	164	174	141
Coiffeurs.	175	269	130	400	109	250	149	78
Ouvriers des docks	195	400	96	150	139	157	176	166
Ramoneurs.	200	454	78	//	100	221	141	144
Bouchers.	228	269	207	300	128	164	105	117
Brasseurs	250	315	219	500	152	121	148	190
Garçons de cabaret	420	815	230	550	132	179	257	188
Cabaretiers . . , ...	733	708	744	600	195	229	140	220

contre, les brasseurs et les cabaretiers, qui manipulent et boivent de l'alcool, offrent à presque tous les groupes d'âge une mortalité forte, qui, pour certains, atteint *deux fois et demie* la mortalité générale moyenne.

Le tableau de la p. 63 tient compte des causes et groupe un certain nombre des professions où l'intempérance est notoire. « Ici encore la mortalité générale des *occupied males*, en 1890-1892, a été, pour chaque cause de mort ramenée à 100, la mortalité de chaque profession ayant été réduite à un chiffre proportionnel ».

L'influence morbifique de l'alcool, la fréquence plus grande de *toutes* les maladies chez des individus qui boivent, apparaît encore avec non moins de netteté, dans un autre tableau de Tatham dans lequel « est synthétisée la mortalité professionnelle comparative générale, obtenue au moyen de chiffres représentant dans l'étude du statisticien anglais le nombre de décès correspondant annuellement pour une profession donnée à 61 215 personnes de cette profession.

Voici quelques *comparatives mortality figures* pour l'ensemble des causes morbides :

```
Cultivateurs . . . . . . . . . . . . . . .   5o6
Clergymen  . . . . . . . . . . . . . . .    533
Maîtres d'école . . . . . . . . . . . . .    884
```

Sujets mâles exerçant une profession (chiffre
global) 953
Manouvriers (en bloc) 1 221
Charretiers, voituriers 1 284
Cabaretiers (districts agricoles) 1 348
Manouvriers (Londres) . . . . . . , . . 1 413
Brasseurs. 1 427
Manouvriers (districts industriels). 1 509
Porteurs de charbon 1 528
Cabaretiers (Londres). 1 685
Ouvriers des docks 1 829
Cabaretiers (districts industriels) 2 030

Mais nulle part l'action néfaste de l'alcool
n'éclate avec tant d'évidence que lorsqu'on
l'étudie dans ses rapports avec la tuberculose. Il
y a longtemps que le professeur Landouzy a dit
que « l'alcool fait le lit de la tuberculose », et
l'on connaît aussi l'aphorisme du professeur
Hayem : « La phtisie se prend sur le zinc ». Les
statistiques ne font que confirmer ces deux
maximes que la tuberculose fait d'énormes ravages dans les milieux et les professions alcoolisés.

A l'appui de cette thèse, L. Jacquet cite un
tableau très démonstratif de Tatham : « Pour
la phtisie qui a fait périr 69 057 sujets mâles
au-dessus de 15 ans, pendant la période 1890-
1892, on trouve l'échelle comparative suivante :

Clergymen. 67
Cultivateurs 79
Médecins 105

L'action phtisiogène apparaît dans ce tableau avec une telle netteté qu'il serait vraiment oiseux d'insister sur la différence qui, au point de vue, de la fréquence de la tuberculose, existe entre les individus qui ne boivent pas ou boivent peu (clergymen, cultivateurs) et les individus qui exercent une profession alcoolisée (marchands de vins, cabaretiers, marchands ambulants) ».

Mais il ne faut pas croire que seuls le gin et le whisky ont le pouvoir d'augmenter la morbidité et la mortalité générales chez les buveurs et, plus particulièrement, leur prédisposition à la tuberculose. Il n'en va pas autrement en France et, sous ce rapport, l'absinthe et les apéritifs ne cèdent en rien aux breuvages nationaux anglais.

Déjà L. Jacquet, dans son remarquable

rapport à la Société médicale des hôpitaux avait trouvé sur 252 phtisiques, 180 alcooliques, soit une proportion de 71,42 %, et, d'après les statistiques personnelles de Barbier, de Rendu, de Coustan (de Montpellier), cette proportion s'élèverait même à 88 %.

Mais c'est surtout dans l'enquête très remarquable faite dernièrement par de Lavarenne (1) et dans les faits qu'il a réunis et groupés, qu'éclate avec la dernière évidence l'action phtisiogène de l'alcoolisme.

Le premier fait qui ressort des statistiques étudiées par de Lavarenne c'est qu'à de rares exceptions près, qui s'expliquent, du reste, par une analyse attentive, les départements dans lesquels on consomme beaucoup d'alcool sont aussi ceux qui paient le tribut le plus lourd à la tuberculose. Il prend, en exemple, les 6 départements où la mortalité par tuberculose est proportionnellement la plus élevée : Seine, Rhône, Doubs, Haute-Vienne, Loire-Inférieure, Ardèche. Pour la Seine, le Rhône, la Loire-Inférieure, l'action de l'alcool est évidente, car on y consomme

---

(1) E. DE LAVARENNE. — *Alcoolisme et Tuberculose*. La propagation de la Tuberculose (commission de la tuberculose) Paris, 1900.

de 31 à 32 litres d'alcool par an et par tête ; elle l'est, aussi, pour le Doubs avec ses 18 litres et demi. Il signale une cause d'erreur importante : La Haute-Vienne, l'Ardèche, pourquoi ont-elles, d'après la statistique, cette mortalité élevée alors que la consommation d'alcool y est relativement faible ? La raison en est simple. « C'est que la statistique de l'alcool porte sur la population de tout le département, y compris celle des campagnes où l'on boit beaucoup moins, tandis que la statistique de la tuberculose porte seulement sur la population des villes où l'on boit beaucoup plus. Et, en effet, dans la Haute-Vienne, nous avons Limoges où l'on consomme 22^l,65 par tête ; dans l'Ardèche, nous avons Annonay où l'on boit énormément et qui, dans la statistique de tuberculose pour l'Ardèche, fournit près de 20 000 habitants sur une totalité de 40 000 ».

Et c'est ainsi que l'influence de l'alcool qui, au premier abord, n'apparaissait pas, se montre clairement quand on fait le détail de sa consommation.

Voici un autre fait qui, très clairement substitue aux chiffres des réalités prises sur le vif :

Dans un dispensaire pour ouvriers, situé en plein Belleville, de Lavarenne a pris au hasard de la consultation 5o malades, tous atteints de tuberculose grave : 32 hommes et 18 femmes.

Sur les 32 hommes, 26 étaient alcooliques, soit 80 %, la même proportion à peu près que dans les statistiques de Barbier, Rendu, Jacquet, Coustan ; sur les 18 femmes, 2 seulement étaient alcooliques et l'on ne pouvait trouver chez elles que l'alcool comme cause. de phtisie.

Citons encore, d'après de Lavarenne, la statistique de Baudran qui a eu l'idée de faire, par département, le compte, d'une part, de l'alcool consommé et, de l'autre, de la mortalité par tuberculose. Il est arrivé aux résultats suivants :

3o à 4o décès pour 10 000 habitants . .	12,47	alcool
4o à 5o // // . .	15,12	//
5o à 6o // // . .	14,72	//
6o à 7o // // . .	16,36	//
7o à 8o // // . .	17,16	//
8o à 9o // // . .	17,3o	//
9o décès et au-dessus pour 10000 habitants	5o,7o	//

c'est-à-dire que *la mortalité par tuberculose suit une ascension parallèle à la consommation de l'alcool.*

Il est inutile de multiplier ces exemples. Ils montrent tous surabondamment l'action morbifique générale et l'action phtisiogène particulière de l'alcool ; ils prouvent encore qu'il n'y a pas d'exagération à dire que l'alcool est un poison pour l'organisme humain agissant directement pour produire les lésions spéciales de l'alcoolisme soit indirectement par l'état de moindre résistance qu'il détermine. C'est comme tel et en traînant à sa suite la tuberculose que l'alcool décime et ravage les peuplades plus ou moins sauvages que l'Europe s'est mise à « civiliser » depuis quelques temps avec tant d'entrain.

Du reste, la médecine expérimentale montre à son tour que comme action morbifique, l'alcool ne saurait être séparé d'autres poisons ou toxines. Les travaux de Thomas, de Déléarde, de Valagussa et Ranelletti, d'Abbott, ainsi que les recherches récentes de Laitinen [1] ne laissent aucun doute à ce sujet.

Thomas fait à des lapins des injections intra-veineuses de cultures cholériques et constate, à cette occasion, que chez les animaux qui avaient reçu de l'alcool pendant deux jours avant l'expérience, le choléra expérimental fait six fois plus de victimes que chez les animaux témoins. Dans les expériences d'Abbott, l'infec-

---

[1] TAAV. LAITINEN. — *Ueber den Einfluss des Alkohols auf die Empfindlichkeit des thierischen Körpers für Infektionsstoffe*, Zeitschr. *für* Hygiene, 1900, vol. XXXIV.

tion streptococcique ou staphylococcique tue plus
sûrement et plus rapidement les animaux
alcoolisés que les animaux témoins, et Valagussa
et Ranelletti constatent le même fait pour la
toxine diphtérique. Pour Deléarde, l'immunisa-
tion contre le charbon se fait moins bien et
donne des résultats moins sûrs chez les animaux alcoolisés.

Les expériences de Laitinen sont particulièrement instructives à ce point de vue. Qu'il s'agisse
de chiens ou de lapins, de cobayes ou de poules
ou de pigeons; qu'on emploie la bactéridie
charbonneuse ou le bacille tuberculeux ou la
toxine diphtérique; qu'on réalise une infection
ou intoxication aiguë ou chronique, toujours
les animaux alcoolisés offrent une résistance
bien moins grande que les animaux témoins.
Et cela aussi bien quand l'alcool est administré
avant, pendant ou après la toxi-infection que
lorsqu'il est donné à petite dose ou à dose
massive ou à dose fractionnée de façon à réaliser
dans la mesure du possible les conditions de
l'alcoolisme chronique.

L'homme ne fait donc pas exception à la
règle, et les remarquables travaux de Lance-
raux et de ses élèves, travaux classiques et que
tout le monde connaît, l'ont prouvé surabon-

damment. L'existence d'un syndrome clinique particulier et appartenant en propre à l'alcoolisme chronique, est donc aussi une preuve de l'action toxique de l'alcool, qui vient s'ajouter à tant d'autres que nous avons eu l'occasion de citer.

Il ne nous appartient pas de décrire ici les manifestations cliniques de l'absinthisme, du vinisme, du vino-alcoolisme, ni d'exposer les nombreux travaux et discussions qui se rattachent à cette question. Il nous suffira de dire que, chez tous les alcooliques chroniques, quel que soit le mode d'alcoolisation adopté, on rencontre toujours un certain nombre de symptômes (tremblement, pituites matinales, troubles dyspepliques, troubles nerveux et psychiques) qui ressortissent à l'intoxication alcoolique et révèlent l'action toxique spéciale et spécifique que l'alcool exerce sur l'organisme humain.

CHAPITRE V

—

CONSOMMATION DE L'ALCOOL EN FRANCE
(LES STATISTIQUES)

Si l'alcool est un poison pour l'organisme humain comme pour tout être organisé, la France est aujourd'hui le pays le plus alcoolisé, le plus empoisonné. Les statistiques sont d'accord sur ce point.

Un coup d'œil jeté sur le tableau de la page suivante ([1]) montre que la consommation de l'alcool et des boissons alcooliques a suivi en France, depuis 1830, une marche régulièrement ascendante.

En 1898, d'après les derniers calculs, la France a consommé :

42 745 370 hectolitres de vin
10 830 749   //   de cidre
15 555 900   //   de bière
 2 000 000   //   d'alcool sous forme de spiritueux.

([1]) Triboulet et Mathieu. — *Loc. cit.*

*Consommation annuelle en litres par tête d'habitant,
en France*

Années	Alcool à 100° betteraves distillées	Vins 10 %	Bière 3 0/0	Cidre 5 0/0	Alcool total à 100°
1830	1,12	53,7	9,215	23	7,916
1851	1,74	84,3	12,43	21	11,593
1864	2,24	91,4	19,02	26,5	13,35
1875	2,82	112	20	50,2	17,130
1876	2,71	179	21,32	19	22,2
1880	3,64	72	23,05	14.2	moyenne des 12 années
1889	4	70	//	25,5	
1892	4,56	//	//	//	13,676
1893	4,32	79	23	18	13,81
1894	4,04	//	//	//	//
1898	4,54	//	//	//	//

Un fait qui mérite d'être souligné c'est l'augmentation considérable des absinthes, liqueurs et autres spiritueux composés. Elle est passée de 29 192 hectolitres en 1873 à 311 952 hectolitres en 1897, suivant une progression croissante. La consommation seule de l'absinthe a passé entre 1885 et 1896, en 7 ans, de 57 732 hectolitres à 182 565 hectolitres, soit *une augmentation de 124 833 hectolitres.*

Si on calcule en alcool à 100° ce qu'un Français boit par an de vin, de cidre, de bière, de liqueurs, d'apéritifs, etc., on arrive, pour l'année 1898 à une consommation de 14^l,19 d'alcool à 100°, soit plus de 35 litres d'eau-de-vie par tête. Avec ce chiffre de 14^l,19, la France vient en première ligne comme on peut le juger d'après le tableau suivant ([1]) :

France.	14^l,19
Belgique	10, 50
Allemagne	10, 50
Iles Britanniques	9, 25
Suisse	8, 75
Italie	6, 60
Hollande	6, 25
États-Unis	6, 10
Suède	4, 50
Norvège	3
Canada.	2

Mais ce chiffre de 14^l,19 est bien au-dessous de la réalité. Comme le dit très justement de Lavarenne ([2]), les statistiques ainsi établies portent sur la totalité de la population, sans distinction d'âge ni de sexe. Si bien que lorsqu'on prend pour base de calcul les tables proportionnelles de population suivant les âges, on arrive à cette conclusion qu'*un adulte français boit en moyenne par an 38 à 40 litres d'alcool à 100° soit de 90 à 95 litres d'eau-de-vie.*

___

([1]) L. JACQUET. — *Loc. cit.*
([2]) *Loc. cit.*

Et ces chiffres sont encore au-dessous de la réalité. Aux quantités d'alcool qu'accusent les statistiques officielles, il faut encore ajouter celles qui sont livrées à la consommation par les bouilleurs de crû dont le nombre est actuellement de 7 à 800 mille.

Loin de se contenter de brûler leurs propres récoltes, ils achètent des fruits, quelquefois même des graines et des racines, pour les brûler à l'abri de l'immunité qui leur est octroyée ; les produits de cette distillation hâtive et incomplète sont jetés clandestinement, affranchis de tout droit, dans la consommation (Claude). On estimait, en 1896, que les bouilleurs de crû avaient produit 134 000 hectolitres d'alcool licite. Or, pour certains auteurs, la fraude dépasserait 600 000 hectolitres. En 1884, M. Lauzet l'évaluait à 1 072 000 hectolitres [1].

La consommation de l'alcool varie en France suivant les régions. C'est au nord-ouest qu'on boit le plus et c'est au sud-ouest qu'on consomme le moins de boissons alcooliques. Cette donnée se retrouve dans la statistique [2] indiquant quelle est la consommation moyenne par

---

[1] Triboulet et Mathieu. — *Loc. cit.*
[2] *Journal de Médecine de Paris*, 1901, n° 1.

habitant, en 1899, de l'alcool, du vin et du cidre dans les principales villes de France.

C'est dans les régions de l'Ouest et du Nord, surtout dans les ports de l'Océan, que l'on boit le plus d'alcool. Au Havre, la consommation de l'alcool par habitant atteint le chiffre énorme de 17 litres 43; à Cherbourg, elle est de 12 lit. 39; à Rouen, de 16 lit. 22; à Caen, 14 lit. 18; à Boulogne-sur-Mer, 13 lit. 45; à Amiens, 11 lit. 89; à Brest, 11 lit. 47; au Mans, 11 lit. 36; à Lorient, 10 lit. 65; à Calais, 10 lit. 24; à Saint-Quentin, 10 lit. 07. Dans les autres villes, la consommation de l'alcool est inférieure à 10 litres par habitant. A Paris, elle est de 6 litres 13.

Pour la consommation du vin, les grandes villes de France se classent ainsi : Nice, 276 litres par habitant; Saint-Étienne, 260; Boulogne-sur-Seine, 244; Saint-Ouen, 232; Levallois-Perret, 229; Clichy, 227; Roanne, 224; Neuilly et Saint-Denis, 223; Toulouse, 220; Angoulême, 212; Paris, 210; Grenoble et Clermont-Ferrand, 209; Bordeaux, 208; Dijon, 195; Montpellier, 193; Versailles, 192; Limoges et Besançon, 185; Troyes, 180; Tours, 179; Lyon, 178.

Enfin, le classement pour la consommation

du cidre donne les résultats suivants : Rennes, 444 litres par habitant ; Cherbourg, 309 ; Caen, 245 ; le Mans, 216 ; Rouen, 127.

Mais ce qui rend la situation particulièrement grave en France c'est que, avec la Belgique, elle est le seul pays dans lequel la consommation de l'alcool augmente, tandis que, dans les autres pays, elle reste stationnaire, quand elle ne diminue pas. Ce fait ressort de la statistique établie par Ruyssen (1), et qui porte exclusivement sur les boissons distillées :

a) Nations où la consommation suit une marche croissante :

1° France	1830	1¹,01
	1894	4, 04
	1898	4, 54
2° Belgique.	1835-40	3, 06
	1893-94	4, 07

b) Nations où la consommation reste plus ou moins stationnaire ;

1° Hollande	1841	4¹,04
	1876	6
	1891	4, 04
2° Iles Britanniques.	1852	2, 08
	1894	2, 02
3° Italie	1880	0, 85
	1891	0, 35

____

(1) L. JACQUET. — *Loc. cit.*

c) Nations où la consommation suit une marche décroissante :

1º Allemagne . . .	1887	8l,02
	1894	4, 04
2º Suisse.	1878	5, 02
	1894	2, 09
3º États-Unis . . .	1860	5, 75
	1893	2, 85
4º Danemark . . .	1874	10
	1890	7
5º Canada	1867	3
	1892	1, 03
6º Norvège. . . .	1830	8
	1891	1, 53
7º Suède.	1829	23
	1890	3, 20

En France, l'augmentation de la consommation de l'alcool a marché de pair avec l'augmentation du nombre des cabarets et des débits de vin. En 1830, la France comptait 281 847 débits ; en 1895, ils sont au nombre de 424 575. Et, dans l'intervalle, ils ont suivi une marche régulièrement progressive, comme on peut le juger d'après le tableau suivant [1] :

1875 .	342 622 débits, soit 1 débit pour	109 habitants		
1876 .	343 139	//	108	//
1877 .	346 398	//	107	//
1878 .	350 697	//	106	//

---

[1] ANTHEAUME. — *Loc. cit.*

1879 .   354 852 débits, soit 1 débit pour 105 habitants
1880 .   356 863   //   104   //
1881 .   367 825   //   103   //
1882 .   372 587   //   101   //
1883 .   377 514   //   100   //
1884 .   386 855   //   96   //
1885 .   399 145   //   94   //
1886 .   401 021   //   94   //
1887 .   404 832   //   94   //
1888 .   408 751   //   94   //
1889 .   410 069   //   94   //
1890 .   413 131   //   94   //
1891 .   416 691   //   94   //
1892 .   417 568   //   94   //
1893 .   421 233   //   94   //
1894 .   422 164   //   94   //

A ces chiffres, il faut encore ajouter les
30 000 débits environ que renferme Paris, si
bien que lorsqu'on défalque le nombre des
femmes et des enfants, on trouve un débit pour
30 ou 40 adultes. Dans la Seine-Inférieure, il
existe un débit pour vingt adultes et, à Paris,
dans une maison sur trois se trouve un cabaret.

Et cela n'a rien d'extraordinaire, puisque,
d'après Legrain, un huitième de la population
française vivrait de l'alcool :

Récoltants de vin.	1 524 077
// de cidre	1 065 210
Forgerons, tonneliers	30 000
Fabricants de verres, bouteilles, bouchons,	
étiquettes, etc.	13 000
A reporter	2 632 287

Report. . . .	2 632 287
Brasseurs, distillateurs, marchands en gros, voyageurs, etc	90 000
Transport de vins, bières et liqueurs. . .	40 000
Éclairage des cafés, tavernes, hôtels. . .	3 300
Hôteliers, cafetiers, logeurs, cabaretiers .	533 272
Marchands d'aliments au détail, vendant des vins et des spiritueux	300 000
Bouilleurs de crû.	750 805
Intéressés à la consommation de l'alcool.	4 349 664

Tous ces chiffres que nous venons de citer ont leur éloquence. Mais plus éloquents encore sont les faits, les réalités que symbolisent ces statistiques.

Pour toucher du doigt cette horrible réalité, nous n'avons qu'à suivre Brunon (¹) dans ses études sur l'alcoolisme en Normandie, et, chemin faisant, nous apprendrons à connaître quelques causes de l'alcoolisme, sur lesquelles les auteurs n'insistent généralement pas. Et l'égalité devant l'alcool étant absolue, nous pourrons dire que les faits vus par Brunon en Normandie existent partout, en plus ou en moins, suivant l'épaisseur de la nappe d'alcool qui tend à submerger la France.

(¹) Brunon. — *L'alcoolisme en Normandie.* Bullet. méd. 1896 (n° 55 et 56) et 1899 (n° 20); *Revue d'Hygiène* 1899.

CHAPITRE VI

—

CONSOMMATION DE L'ALCOOL EN FRANCE

(LES FAITS)

« Le parisien, nous dit Brunon, s'imagine encore que les Normands boivent du cidre. Le cidre n'existe plus au cabaret de village ou au débit de la ville. Il est relégué maintenant chez le petit bourgeois sobre ou chez le propriétaire de la campagne. Les Normands boivent de l'eau-de-vie et dans des proportions effrayantes. La ville de Rouen consomme annuellement beaucoup plus de mauvaise eau-de-vie de betteraves ou de grains, de mélasse, qu'il n'est fabriqué d'eau-de-vie de vin dans toute la France. Il y a dix ans, sa consommation par habitant était de 17 litres d'alcool ou de 37 litres d'eau-de-vie à 45°. Et depuis dix ans, la consommation a augmenté très certainement.

« Le Havre, Dieppe, Elbeuf, Lillebonne ont peu de choses à envier à Rouen. A Lillebonne

qui n'est qu'un petit centre, la consommation
de l'alcool *pur* dépasse 19 litres par habitant.
Dans le Calvados, la consommation de l'alcool
est encore plus élevée. En Basse-Normandie, le
D' Robodanges estime que chaque habitant de sa
région (Orne) consomme 75 litres d'eau-de-vie
de cidre ».

Voyons-en maintenant les détails :

Suivant Brunon, au point de vue de l'alcoolisme des ouvriers de Rouen, il faut établir des
catégories. « Les plus intelligents, les ouvriers
de l'imprimerie par exemple, ne se grisent pas
ostensiblement : « ils s'imbibent » sans scandale,
comme les bourgeois. Ils boivent de préférence
l'absinthe, les amers, les apéritifs et les autres
poisons « distingués ».

Les ouvriers du fer et du feu, les chauffeurs,
forgerons, mécaniciens, chaudronniers boivent
beaucoup plus franchement et leurs habitudes
d'ivrognerie sont lamentables. « Dans un atelier
qui occupe 150 ouvriers, le patron n'en connaît
que *cinq* qui soient susceptibles d'être envoyés
en ville, chez les clients de la maison, pour
monter ou réparer quelque machine. Et encore
ne faut-il pas les envoyer en dehors de Rouen.
A la campagne, hors de la surveillance, ils
succombent et abandonnent le travail. Dans

un autre établissement, sur 200 ouvriers 15 sont relativement sobres. Les autres ne peuvent pas faire cinquante mètres dans la rue sans s'arrêter au débit pour boire. Un d'eux ne peut venir à l'atelier et ne peut en sortir sans être accompgné de sa femme comme un enfant. Chez un débitant voisin d'un grand atelier, on vend jusqu'à 150 apéritifs en 10 minutes ». Et Brunon nous dit qu' « il pourrait citer de nombreuses observations que tout le monde peut contrôler en interrogeant les patrons ».

Alcooliques aussi les ouvriers en batiment. « A la construction d'un chalet, 60 hommes sont employés. Ils mangent peu, mais tous boivent. Que boivent-ils ? Des *bistouilles* ; 30 ou 40 bistouilles par jour. Une bistouille est une tasse de café avec deux grands verres d'eau-de-vie, le tout mélangé. Un chef, homme de 40 ans, boit une absinthe et un litre de vermouth de 6 à 9 heures du soir ».

Dans un atelier de menuiserie d'une grande ville de Normandie, les cinquante ouvriers qui y sont occupés boivent tous. « On boit du *champoreau* (café sucré et eau-de-vie). L'homme de peine sort dix fois par jour ; chaque fois, il rapporte une bouteille de champoreau. Le contremaître boit plus que les autres ; il voit d'un mauvais œil l'ouvrier qui ne boit pas, et lui réserve les « mauvais ouvrages ».

Chez les terrassiers, l'alcoolisme a augmenté dans de telles proportions que, dans trois chantiers, des ouvriers arrivent à perdre par quinzaine, après chaque paie, trois, quatre et cinq jours.

Du reste, voici, avec tous les détails, ce que Brunon appelle la journée alcoolique d'un ouvrier :

« Le matin, l'ouvrier prend de l'eau-de-vie en quantité variable, de qualité inférieure, âcre et devant augmenter la sensation de la soif. Dans la matinée, la bouteille entrée en fraude circule de l'un à l'autre jusqu'à l'épuisement.

« A onze heures, sortie précipitée des ateliers. Le débitant a préparé à l'avance un nombre suffisant de verres d'absinthe, plus rarement de vermouth ou de bitter, et le consommateur ne perd pas une minute, il avale rapidement. Le cabaretier inscrit chacun à son tour dans un ordre immuable, et le jour du règlement des comptes de quinzaine, il paiera une tournée générale pour s'attacher les clients.

« Le repas de midi coûte 25 centimes, mais on prend 5o centimes d'eau-de-vie avec du café. La deuxième partie de la journée est la répétition de la première. Elle se termine à six heures du soir par une pérégrination dans les cabarets qui se trouvent sur le chemin de la maison.

« Le samedi soir, jour de paye de la quinzaine, on restera toute la soirée au café, pour régler ses comptes, boire et chanter jusqu'à une heure avancée de la nuit, car ce jour-là on ne dîne pas. Le plaisir d'avoir de l'argent, la perspective de ne pas travailler pendant deux ou trois jours, le besoin de s'égayer un brin à l'action des alcools ingérés, donnent une excitation spéciale qui ne cessera que le lundi ou le mardi suivants ».

Un élève de Brunon, le docteur Tourdot, a étudié avec un soin spécial une autre catégorie d'ouvriers, ceux du port, les « soleils », comme on les nomme à Rouen. « Ils gagnent de cinq à sept sous par heure et ne travaillent que pour boire. Il ne dépensent pas plus de quatre ou cinq sous pour la nourriture, tout le reste passe aux mains du cabaretier en échange de boissons terribles ». Le docteur Tourdot a vu dans les débits spéciaux que fréquentent les soleils, cette masse grouillante d'hommes déguenillés qui se presse le long des comptoirs de zinc tandis que les femmes attendent à la porte avec les enfants. Pour lui « c'est un spectacle révoltant que celui de ces êtres buvant et s'agitant entre le débitant qui trône au comptoir et touche l'argent et le groupe de femmes qui semble mourir de faim sur le trottoir, à la porte de la boutique ». Mais Brunon, plus indulgent, pense que les soleils méritent plus de pitié que d'autre chose. Ils n'ont pas de domicile le plus souvent, ils couchent l'hiver dans les wagons à marchandises et l'été sous les meules de foin des prairies voisines.

Parmi les ouvriers du port, il faut citer comme formant une élite, les charbonniers, « beaux hommes musclés d'une force et d'une agilité remarquables. Ils peuvent gagner 12 et 15 francs par jour. Il se nourrissent assez bien ; ils boivent du café cinq ou six fois par jour avec 20 centimes d'eau-de-vie chaque fois. Relativement sobres pendant le jour, ils se « grisottent » tout le soir et quelques-uns boivent chaque soir ce qui leur reste de leur paye. Ils sont âgés de vingt-cinq à trente-cinq ans et la moitié d'entre eux ont un ménage. Après quelques années de leur régime, les forces ont diminué, ils ont l'aspect de vieillards rabougris et tombent de l'aristocratie qu'ils représentent dans la catégorie inférieure de « la grande et la petite carne ».

Cet alcoolisme a forcément pour résultat la dégénérescence physique et intellectuelle de l'ouvrier. « Dans un personnel de 400 ouvriers, disait un industriel à Brunon, nous avons beaucoup de peine à trouver quelques jeunes gens capables d'apprendre le métier d'imprimeur ou d'ajusteur. Ils ne sont pas susceptibles de la plus petite initiative. La plus légère responsabilité est trop lourde pour eux. Ils préfèrent pousser une brouette dans l'usine que manier un outil. Le niveau intellectuel baisse rapidement, comme la taille d'ailleurs. Je citerai une famille-type (grand-père, fils et petit-fils tous buveurs) dans laquelle l'intelligence et l'habileté professionnelle ont été en diminuant à chaque génération ; les petits-fils sont de simples manœuvres dans la maison et ne voudraient pas accepter un autre travail ».

Et l'ouvrière boit comme l'ouvrier. « L'industrie dit Brunon, a enlevé la femme du foyer. L'ouvrière est soumise à un véritable surmenage. Elle sort de chez elle vers six heures du matin pour n'y rentrer qu'à sept heures du soir. Pendant ce temps, les enfants sont à la crèche et la maison est déserte. Les aliments (harengs-saurs, cervelas) sont achetés tout préparés chez le charcutier. Le repas de onze heures se compose de 25 centimes de substances alimentaires et de 5o centimes de café et d'eau-de-vie. Le matin, le premier repas est représenté par du café et du cognac. Le repas du soir, pris à la maison est toujours suivi de café et d'eau-de-vie».

Nous avons vu les femmes attendre leur homme à la porte du débit.« A la longue, l'attente fatigue ; elles entrent et finissent par boire comme Gervaise avec Coupeau. Mais généralement l'ouvrière se grise peu, elle s'intoxique lentement tous les jours. »

Et les enfants boivent comme les adultes. «Pour les faire dormir, pour tuer les vers, pour les purger, on leur donne du vin chaud sucré qui est considéré comme une boisson de luxe. Tous les matins, l'enfant prend du café et fait la « trempette » avec du pain, à midi, il prend de nouveau du café et, s'il a cinq ou six ans, du cognac. Vers 10 ou 12 ans, l'habitude impérieuse est prise de ne jamais prendre du café sans cognac. Un instituteur des environs de Rouen faisant une leçon sur les boissons et l'alimentation demanda, dans une classe de 63 enfants de six à neuf ans, combien d'entre eux buvaient de l'eau-de-vie tous les jours : 24 mains se levèrent sur 63. Dans trois écoles de filles d'une grande ville de Normandie, la proportion des enfants qui boivent avec leurs parents café, eau-de-vie, liqueurs alcooliques est de 75 %. Cette consommation est passée dans les habitudes des enfants les plus petits, et il n'est pas rare, dans les crèches, de voir des mères apporter à leurs petits une bouteille contenant du café. Or ici le café ne se boit pas sans eau-de-vie ».

Et à la campagne on boit comme dans les villes. « Dans une des plus riches plaines de la Normandie — je continue de citer Brunon — le gain d'un homme de vingt-cinq à cinquante ans est de 5 à 6 francs par jour. Il travaille de 6 heures du matin à 8 heures du soir et fait cinq repas par jour. Il boit au moins 8 litres de cidre et 6 verres d'eau-de-vie, mais ce ne sont pas des verres à liqueurs ! Le jour du marché, trois fois par semaine, le patron passe toute la la journée au cabaret, et pendant que les ouvriers vendent les bestiaux, il boit entre 20 et 40 tasses de café. Or un café se compose d'une première tasse de vrai café auquel ou substitue à mesure qu'il s'épuise, une quantité considérable d'eau-de-vie, rincette, gloria, consolation, etc.

« Du côté de Flers et de Falaise, les ouvriers des champs boivent jusqu'à *un litre* d'eau-de-vie dans une journée. Ils boivent un grand verre à la fois comme nous boirions de l'eau. Dans un bourg du Vexin, le goût pour l'alcool est encore plus grand chez les femmes que chez les hommes. Il y en a qui vendent, pour boire, la laine de leur matelas et la remplacent par du foin pendant l'absence du mari. Dans ce même pays, le sonneur de cloches a neuf enfants vivants ; le matin, toute la famille déjeune avec du pain trempé dans un grand verre de cognac ».

Un curé de campagne écrivait ceci à Brunon : « Mon ministère m'a toujours fait vivre au milieu d'alcooliques, mais je n'en ai jamais vu d'aussi complets qu'ici (bourg de Normandie). Ils apprennent ie métier de bonne heure, filles et garçons, dans les filatures. Des enfants qui viennent de faire leur première communion, sont tout fiers de se griser comme des hommes. Jusqu'à mon sacristain qui, l'autre jour, était ivre-mort ! »

Et la petite bourgeoisie boit comme l'ouvrier. « Parmi les travailleurs et la classe moyenne, il faut distinguer ceux que leur profession expose particulièrement au danger : ce sont les cafetiers, les restaurateurs, les épiciers (qui presque tous sont débitants), et, d'autre part, ceux qui n'ont en apparence aucun contact avec les débitants et les ivrognes, ce sont des employés de commerce, des commis-voyageurs, etc.

« Dans le premier groupe, on peut dire que tout le monde est alcoolique. Les garçons, hommes grands et robustes, ne peuvent en général, travailler que quelques mois dans le même débit. Ils ne commettent pas les mêmes excès que leurs clients, mais le surmenage, l'air confiné, les émanations de l'alcool avec ses impuretés, les font tomber assez rapidement dans une anémie spéciale qui les conduit à la tuberculose et à la mort en dix-huit mois ou deux ans ».

Comme toutes les affaires se traitent au cabaret ou au café, il arrive que les voyageurs de commerce sont obligés de boire avec le client qui doit donner la commande. Voici par exemple, « un ancien voyageur en épicerie. De dix-huit à vingt-et-un ans, il a pris, en moyenne, tous les jours, 18 vermouths avant midi, 2 bouteilles de vin au déjeuner, de 5 à 8 verres de fil dans l'après-midi et 5 ou 6 bocks de bière, le soir, Il visitait vingt épiciers par jour. Vers trente-cinq ans, il s'est restreint à 1 ou 2 verres par jour. Aujourd'hui, il ne boit plus rien. Il est vrai qu'il a un ulcère de l'estomac ».

Et les riches, en Normandie, boivent comme le pauvre. L'alcoolisme ne se découvre généralement qu'à ceux qui le cherchent, mais parfois aussi il s'étale bêtement, comme dans le tableau suivant, véritable instantané pris avec tant d'art par Brunon :

« M. X... est un commerçant d'une cinquantaine d'années, retiré très tôt des affaires, dans un gros bourg de Basse-Normandie. Il se lève à 7 heures et prend à 8 heures un potage maigre chez lui. A 8 heures $^1/_4$, il est au principal hôtel de l'endroit pour causer avec les amis, et là, il prend avec eux de la viande, un litre de cidre, un café avec deux ou trois verres d'eau-de-vie de cidre, le tout arrosé d'un verre de cognac.

« A 11 heures $^3/_4$, on prend l'apéritif, c'est-à-dire deux ou trois tournées de madère et de vermouth. A midi, il rentre chez lui pour dîner : viandes (excepté le vendredi), pas de légumes, sauf les jours maigres ; pas de dessert. Un litre ou deux de cidre. Café avec deux ou trois petits verres (mais on ne mesure pas !).

« Immédiatement après le dîner, retour au café où l'on prend des bocks, de deux à six ou huit même, suivant les tournées offertes. A 4 heures, goûter comme le matin. A 7 heures, on prend la soupe chez soi et c'est tout. A 8 heures, rarement un café. On prend plutôt des bocks. A 9 heures, on se couche.

« Ce bourgeois gras n'a pas fait œuvre de ses

dix doigts de tout le jour. Il n'a pas eu le temps. Il a des chevaux superbes, il ne saurait pas en atteler un lui-même.... ».

Voilà pour la Normandie. Et l'égalité devant l'alcool, comme nous l'avons dit, étant absolue, il nous aurait été facile de montrer les mêmes horreurs dans les autres provinces, départements, villes ou campagnes, bourgs et centres industriels du beau pays de la France. Mais ce que nous venons de voir suffit largement à notre démonstration. Je ne puis pourtant m'empêcher de citer tout au long, le fait suivant signalé par de Vincelles (¹) et qui donne la mesure de l'alcoolisme en Bretagne.

« A Concarneau, les fabricants de sardines encourent une effrayante responsabilité, dans la propagation de l'alcoolisme parmi les matelots. On compte, dans ce petit port, 900 à 1000 voiles ; chaque bateau est monté par 7 hommes dont 2 mousses de 14 à 15 ans. Ils reviennent presque chaque jour porter leur pêche à l'usine de conserves. On leur donne un billet constatant la somme qui leur est due et *un ou deux quarts de litre d'eau-de-*

______

(¹) G. LOISEAU. — *Alcoolisme et réforme sociale.* Thèse de Paris, 1900.

vie. Le samedi seulement, on leur remet le montant de la paye de la semaine. Il peuvent donc tout boire le dimanche quand il leur reste quelque chose de la veille, et ils sont certains d'avoir durant toute la semaine, leur poison assuré par les soins de l'usinier.

Il y a 22 usines à Concarneau ; elles ont distribué pendant les cinq mois de l'été de 1897 pour près de **33.000** *francs d'alcool* ».

CHAPITRE VII

—

CONSÉQUENCES SOCIALES
DE L'ALCOOLISME EN FRANCE

Ada Jurke, alcoolique voleuse et vagabonde, née en 1740, meurt au début du siècle ; sa postérité compte 843 individus ; sur 709 qui ont pu être retrouvés, on compte :

106 nés hors mariage ;

142 mendiants ;

64 pensionnaires de dépôts de mendicité ;

81 prostituées ;

76 criminels dont 7 assassins.

La plupart sont dégénérés. En 75 ans, cette famille d'alcooliques a coûté à l'État, en secours d'indigents, entretien dans les asiles et les prisons, en dommages causés, une somme évaluée à plus de 5 *millions de marks*.

L'histoire sociale de cette famille est racontée tout au long par le docteur Pellmann (de Bonn).

C'est aussi l'histoire d'un peuple ravagé par l'alcool. Et nous savons que la France est aujourd'hui le pays le plus alcoolisé du monde.

Mais quel est le lien entre l'alcoolisme, d'une part, la misère, la prostitution, la folie et les crimes de l'autre ? Par quel concours de circonstances le débitant fait-il échouer ses clients et et leurs descendants au dépôt de mendicité, dans un asile d'aliénés, au bagne ou dans une maison de tolérance ?

Le trait d'union entre l'alcoolisme, la folie et le crime ne peut être compris qu'à la lumière des belles recherches de Legrain (1) sur l'hérédité et la dégénérescence, tant physique que morale, des alcooliques. Son enquête, conduite d'une façon tout à fait remarquable, est certainement plus probante au point de vue des dangers de l'alcoolisme que les faits cliniques, statistiques et expérimentaux que nous avons cités au cours de cette étude. Ceux-ci sont complexes, plus ou moins probants et ils prêtent, dans une certaine mesure, à la critique : les faits de Legrain sont au-dessus de toute discussion et emportent la conviction.

Legrain a examiné la descendance des alcoo-

---

(1) LEGRAIN. — *Dégénérescence sociale et alcoolisme* Paris, 1895.

liques, non seulement à la première génération, mais encore à la seconde et même à la troisième. Sur 215 observations de familles alcooliques, portant sur un total de 5o8 individus, il a pu avoir 98 fois des renseignements suffisants sur la deuxième génération et 7 fois seulement sur la troisième. Et voici ce qu'il trouva pour chaque génération :

Sur 215 observations d'hérédo-alcooliques de la première génération, la dégénérescence intellectuelle et physique existait déjà 168 fois. La première, la dégénérescence intellectuelle, comprenait tous les degrés de la dégénérescence mentale depuis la simple déséquilibration des facultés jusqu'à la débilité mentale, l'imbécillité, l'idiotie et la folie morale. Chez ces individus, ou plutôt chez ces malades, on trouvait des bizarreries de caractère, des colères, des violences, des écarts de conduite, des excès sexuels, des obsessions, des impulsions irrésistibles (dipsomanie, morphinomanie, suicide, homicide, vagabondage). La folie morale se manifestait de son côté par le mensonge, la prostitution, la débauche, l'ivrognerie habituelle, l'exploitation de la femme, le vol, l'escroquerie, le vagabondage. En outre, dans 88 familles, on trouvait des arriérés.

Cette dégénérescence mentale s'accompagne souvent de dégénérescence physique, et c'est ainsi que, chez un grand nombre de ces malades, Legrain a noté des malformations crâniennes, de la surdité et de la surdi-mutité, de la cécité congénitale, des paralysies partielles, des tics, des déformations de la colonne vertébrale. La santé générale est mauvaise, et les enfants qu'on procrée arrivent souvent mort-nés ou meurent peu de temps après la naissance. Ainsi, dans une famille, sur seize enfants qui représentent la première génération, *dix* meurent en bas-âge ; chez les autres, on observe la déséquilibration mentale, la débilité, l'imbécillité, les convulsions, l'épilepsie, l'hystérie, les mauvais instincts. Poursuivons mentalement cette lignée, et nous aurons plusieurs familles, genre Ada Jurke dont l'histoire figure en tête de ce chapitre.

A la deuxième génération, le tableau s'assombrit encore davantage. Chez les 299 individus que comprennent les 98 observations de Legrain, le niveau moral a notablement baissé comparativement à la première génération. Il n'y a presque pas de famille qui ne compte un ou plusieurs arriérés. Les déséquilibrés simples, les originaux, les bizarres, chez lesquels les facultés intellectuelles peuvent encore être brillantes, ont diminué ; ce sont maintenant les faibles d'esprit, les arriérés, les imbéciles, les idiots qui abondent. Le niveau de la moralité s'est également abaissé et, le sens moral tendant de plus en plus à disparaître, les hérédo-alcooliques deviennent de plus en plus dangereux et nuisibles. Dans l'adolescence, c'est le libertinage, la prostitution précoce, la débauche sous toutes ses formes, l'ivrognerie crapuleuse et, dans un ordre de faits plus graves, le vol, le vagabondage habituel, le meurtre et les perversions sexuelles (onanisme réciproque, bestialité). Beaucoup ont échoué à l'asile d'aliénés ; d'autres ont été envoyés dans des maisons de correction ; d'autres encore ont subi des condamnations très nombreuses. Au point de vue physique, la surdité, la surdi-mutité, le strabisme, les hernies congénitales, l'hydrocéphalie, la paraplégie, le féminisme, le pseudo-hermaphrodisme sont devenus plus fréquents. Les cas de naissance avant terme, de morti-natalité, de mortalité précoce, de convulsions, d'épilepsie, de méningite ont augmenté. La transmission par voie héréditaire du goût pour les liqueurs fortes s'accuse encore davantage. « La deuxième génération a fait un double pas en avant sur la première, en ce qui concerne les excès alcooliques ».

Les hérédo-alcooliques de la troisième génération sont au nombre de 17 dans 7 familles. *Tous* sont arriérés, faibles d'esprit, imbéciles, idiots. Un garçon de 4 ans a déjà des impulsions à boire ; il est vicieux et voleur. Un autre de 11 ans vole, s'onanise, détruit tout ce qu'il peut, vagabonde. Deux sont hystériques, deux autres épileptiques ; quatre ont eu des convulsions, un a été atteint de méningite ; trois sont scrofuleux ou profondément débilités.

Pour apprécier à leur juste valeur ces belles recherches de Legrain, il faut se rappeler que les récentes expériences de Nicloux (¹), ont mis en évidence deux faits de la plus haute importance au point de vue de l'hérédité alcoolique. Le premier, c'est que l'alcool ingéré par la mère passe dans le sang du fœtus dont il imbibe le cerveau et les autres organes et tissus. Le second, c'est que l'alcool pris par la nourrice passe en nature dans son lait et va intoxiquer le nourrisson qu'elle allaite. Ce que l'alcool peut faire en pénétrant dans le système nerveux et autres tissus en voie de formation, nous les avons déjà d'après les travaux de Féré que nous avons cités plus haut. Il est aussi facile de comprendre l'action que

____

(¹) *Loc. cit.*

l'alcool va exercer sur l'organisme du nouveau-né et du nourrisson.

Et c'est ainsi que les faits révélés par Legrain acquièrent la valeur d'une véritable expérience. Or, dans cette expérience qui a porté sur 814 hérédo-alcooliques, Legrain a trouvé :

42,20 % d'alcooliques ;

60,90 % de dégénérés ;

13,90 % de fous moraux ;

17,20 % d'épileptiques et d'hystériques ;

21,37 % de mort-nés ou nés avant terme ou morts prématurément.

Ces recherches de Legrain, nous font comprendre le mécanisme de l'augmentation de l'alimentation mentale, de la criminalité, de la prostitution, de la dégénérescence physique sous l'influence de l'alcool qu'accusent toutes les statistiques en montrant en même temps que cette augmentation est presque proportionnelle à la consommation des spiritueux. Ce fait qui ressort de l'étude des statistiques, n'est en somme que la confirmation en grand de ce que Legrain a observé au cours de son enquête.

Déjà en 1872, Lunier ([1]) a publié des faits montrant la relation étroite entre l'augmenta-

---

([1]) LEGRAIN. — *Loc. cit.*

tion de l'alcoolisme et celle de l'aliénation mentale. De 1849 à 1869, la consommation de l'alcool a presque doublé et atteint à cette période 2^1,54 ; dans la même période, le nombre des cas de folie d'origine alcoolique a augmenté de 59 $^0/_0$ chez les hommes et de 52 $^0/_0$ chez les femmes.

La statistique de Vanlaer ([1]), montre, du reste, très clairement, cette marche parallèle entre la consommation de l'alcool d'un côté et la folie de l'autre :

1865	873 007	hectolitres d'alcool :	13 983	aliénés
1870	882 790	//	19 391	//
1875	1 019 052	//	21 962	//
1880	1 313 829	//	39 822	//
1885	1 444 342	//	51 207	//
1890	1 662 801	//	56 965	//
1892	1 735 367	//	58 753	//

D'un autre côté, Magnan a noté à Sainte-Anne la progression constante des aliénés alcooliques ou ayant des antécédents alcooliques :

1887	24,84 $^0/_0$	pour les hommes :	3,92	pour les femmes
1890	27,49	//	7,91	//
1894	30,11	//	9,05	//

---

(1) E. FOCHIER. — *L'alcoolisme devant la loi pénale.* Paris, 1900.

Le suicide dans lequel l'alcoolisme intervient d'une façon directe ou indirecte, a également augmenté. D'après le rapport bien connu de Claude, on comptait de 1836 à 1840, 2 547 suicides en moyenne par an, dont 5,3 % d'origine alcoolique. En 1885, le nombre des suicides monte déjà à 7 901 et, dans ce nombre, 868, soit 11 %, sont causés par l'alcoolisme.

Après l'aliénation mentale et le suicide, voici venir la criminalité.

D'après Arboux (1), il y a dans les prisons de la Seine une proportion d'alcooliques de :

53,3 chez les meurtriers ;

57,1 chez les incendiaires ;

70   chez les voleurs et escrocs.

Même chose en Allemagne, où sur 32 837 détenus dans des prisons, Baër (2), compte 13 706 buveurs, soit 41,7 %, dont 22,1 % buveurs d'occasion et 19,6 buveurs d'habitude. Druhen (3) a montré, dans une statistique, le rapport étroit qui existe, en France, entre le nombre de condamnations d'un côté, et la consommation de

____

(1) FOCHIER. — *Loc. cit.*
(2) LEGRAIN. — *Loc. cit.*
(3) G. LOISEAU. — *Alcoolisme et réforme sociale.* Paris, 1900.

l'alcool, mesurée par le nombre de cabarets, de
l'autre :

	1 cabaret pour :		1 condamné pour :	
Seine.	88	habitants	138	habitants.
Seine-Inférieure. .	75	//	220	//
Nord.	52	//	260	//
Pyrénées-Orientales	147	//	405	//
Allier	122	//	530	//
Hautes-Alpes. . .	120	//	615	//
Creuse	132	//	1504	//

De même, les trois grands consommateurs
d'alcool, la Seine-Inférieure, le Calvados et
l'Eure, ont 80 condamnés pour 10 000 habitants.
Les départements d'Indre-et-Loire, Loir-et-Cher
et Loiret qui sont moyennement alcooliques,
ont seulement 50 condamnés pour 10 000. Enfin
la Creuse, la Corrèze, la Haute-Vienne qui con-
somment fort peu d'alcool, en ont seulement
35 pour 10 000. Et quand on étudie les rapports entre l'alcoolisme et la criminalité dans
les pays étrangers, on arrive à la même conclusion qui montre toute la justesse du mot de
Vanlaër : « la courbe de la criminalité se mesure
exactement sur la courbe de l'alcoolisme ».

Les données relatives à l'influence de l'alcoolisme sur la mendicité manquent chez nous.
L'étranger va nous les fournir. En Angleterre,

nous dit A. Jaquet ([1]) (de Bâle), les frais d'assistance se sont élevés, en 1887, à plus de 204 millions de francs et, d'après l'évaluation des directeurs des maisons de refuge, 60 à 75 % de leurs pensionnaires seraient victimes de l'alcoolisme. Sur 88 665 nécessiteux secourus officiellement aux États-Unis pendant l'année 1880, on comptait 21 279, soit 24 %, d'alcooliques. En Suisse, la proportion des assistés devant leur situation à l'alcoolisme, varie, suivant les cantons, entre 8, 7 et 14 %.

Pour ce qui est de la dégénérescence physique du peuple français, les statistiques du Ministère de la guerre sont très explicites a cet égard, en montrant que le nombre proportionnel des réformés croît d'année en année. En 1832, sur 295 987 inscrits on compte 53 466 réformés, soit une proportion de 18,2 % ; soixante ans plus tard, c'est-à-dire en 1892, cette proportion est déjà presque doublée : elle est de 31,6 % puisqu'en cette année, on a eu 108 349 réformés sur 343 651 inscrits. Et c'est bien l'alcool qui est en grande partie responsable de ce fait, puisque dans son rapport, Claude a montré que les départements qui fournissent le

---

([1]) A. Jaquet. — *L'alcoolisme.* Paris, 1897.

moins de conscrits sont justement ceux qui sont le plus alcoolisés. Ainsi, dans la Seine-Inférieure, où, en 1873, on comptait 6 % de réformés, on trouve, en 1886, une proportion de 24 % de réformés, et nous savons si, dans cet espace de temps, l'alcoolisme a fait du progrès en Normandie.

Du reste, ce que Legrain nous a appris sur la descendance des alcooliques, nous explique assez la dégénérescence physique des jeunes gens se présentant au service.

A toutes ces misères que l'alcoolisme traîne à sa suite, il faut encore ajouter les ravages que cause la tuberculose. Nous nous sommes suffisamment étendu sur ce point dans un chapitre précédent où nous avons en même temps montré l'augmentation de la morbidité et de la mortalité générale sous l'influence de l'alcool. Encore une fois, ces faits ne sont pas de nature à nous surprendre si nous voulons bien nous rapporter aux recherches de Legrain sur les hérédo-alcooliques.

Il serait donc difficile de nier l'existence d'une certaine analogie entre la famille Ada Jurke et l'état d'un pays alcoolisé qui en compte beaucoup dans son sein. Nous avons vu que cette famille a coûté à l'État la somme coquette de

5 millions de marks. Combien l'alcoolisme coûte-t-il à la France ?

Ce calcul a été fait par Rochard, et il en résulte que le coût annuel de l'alcoolisme en France est de plus de 1 *milliard et demi* de francs, dont voici du reste les détails :

Prix de l'alcool consommé . . .	128 298 384	francs
Journées de travail perdues . .	1 340 147 500	//
Frais de traitement et de chômage	70 842 000	//
// // pour les aliénés	2 652 912	//
// de répression pour les crimes	8 894 500	//
Suicides, morts accidentelles . .	4 922 000	//
Total	1 555 757 296	francs

Tels sont, très brièvement résumés, les résultats les plus palpables de l'alcoolisme. « L'alcool, disait très justement Sérieux ([1]), est le pourvoyeur des hopitaux, des hospices d'incurables, des asiles d'aliénés, d'idiots et d'épileptiques, des dépôts de mendicité, des établissements pénitentiaires de toute nature ; il constitue l'un des facteurs les plus puissants de la déchéance d'un peuple ; ses ravages dépassent de beaucoup ceux des plus meurtrières épidémies ». « L'alcoolisme, continue Fochier, est un fléau moderne, la tare

---

([1]) FOCHIER. — *Loc. cit.*

la plus affreuse de notre civilisation ; répandu à flots dans la population française, il s'infiltre insensiblement dans les organismes, les ronge et les détruit ; l'hérédité transmet de terribles lésions nerveuses, sans compter les prédispositions à l'alcoolisme même ; c'est ainsi que le fléau s'alimente, désagrégeant le corps social, semant sur son passage la ruine, le crime, la folie, l'immoralité ».

DEUXIÈME PARTIE

LA LUTTE CONTRE L'ALCOOLISME

CHAPITRE PREMIER

LES CAUSES DE L'ALCOOLISME EN FRANCE

En pathologie sociale, comme en médecine, quand on veut remédier à un mal, quand on veut le combattre d'une façon efficace, il faut commencer par en connaître les causes. Mais cela ne suffit pas. En effet, quand on arrive à dégager les causes d'un mal social, on constate que tandis que les unes sont d'ordre général et font sentir leur action sur toutes les classes de la société, d'autres, au contraire, n'agissent que sur une partie de la société. On arrive ainsi à établir des catégories distinctes dans lesquelles le mal, et le remède à porter, se présentent sous des aspects différents. C'est ainsi que nous procéderons pour l'alcoolisme. Nous en indiquerons d'abord les causes générales et, en les catégorisant suivant leur action sur les divers groupes sociaux, il nous sera plus facile d'apprécier la valeur de divers moyens qui ont été préconisés dans la lutte contre l'alcoolisme.

L'avènement de l'alcoolisme coïncide avec une conquête de l'industrie moderne : la fabrication de l'alcool autrement que par la distillation des boissons fermentées. Du jour où l'on a appris à fabriquer l'alcool à bon marché avec des pommes de terre, des betteraves, des grains, des mélasses, le marché a été inondé de boissons spiritueuses et dans l'espace de trente ou quarante ans, la consommation de l'alcool doubla, tripla dans tous les pays. Or, nous savons que cet alcool n'est pas toujours rectifié, que très souvent les boissons spiritueuses sont fabriquées avec de mauvais alcools, avec des alcools « moyen goût » dont la toxicité est considérable. Nous avons vu aussi que pour masquer le goût de cet alcool, pour augmenter ses propriétés organoleptiques, on l'additionne d'essences quelquefois naturelles, le plus souvent fabriquées de toutes pièces, les unes épileptisantes, d'autres tétanisantes, d'autres stupéfiantes, toutes toxiques. Les eaux-de-vie ainsi fabriquées, les bitters, les apéritifs, les liqueurs de cette provenance agissent donc tout autrement sur l'organisation humain que les boissons naturellement fermentées comme le vin, le cidre ou la bière. Ceux-ci faisaient des pochards, des ivrognes, ceux-là nous fabriquent des dégénérés, des épileptiques, des aliénés et des criminels, et c'est là la marque de l'alcoolisme moderne. J'ajoute que lorsqu'il y a quelques années, la propagande des médecins contre l'alcool commença à porter ses fruits, les gros industriels — car la production de l'alcool est une des branches les plus importantes de l'industrie — inquiets de la réaction qui se manifestait, ont eu un trait de génie, en France du moins. Exploitant le préjugé relatif aux vertus « fortifiantes et toniques » de certaines substances médicamenteuses comme la kola, le quinquina, le coca, ils se sont mis à fabriquer des apéritifs « hygiéniques », des vins, des liqueurs, des élixirs, etc., à base de quinquina, et ces liquides toxiques émigrèrent du comptoir du débitant sur la table du bourgeois le mieux intentionné.

Comme nous l'avons dit, la fabrication industrielle de l'alcool à bon marché se manifesta dans tous les pays par une augmentation de l'alcoo-

lisme. En France, ses effets furent singulièrement secondés par la crise que traversèrent, il y
a une trentaine d'années, les vignobles français. « Le philloxera, le mildew, l'oïdium, écrit
Fochier (1), s'abattirent sur les vignes fran-
çaises du Midi ; la production du vin en subit le
contre-coup et diminua sensiblement sans que
les besoins des consommateurs eussent changé;
bien au contraire ; les vins enchérirent, ce qui
les mit déjà en état d'infériorité vis-à-vis des
boissons alcooliques fabriquées à bon marché ;
puis intervinrent les fabrications, plâtrages,
vinages ; on se mit à consommer des vins artificiels ou des boissons plus dangereuses que le
vin. En même temps que diminuait la quantité
de vin, diminuait la production de l'alcool de
vin, qui est de toutes les eaux-de-vie, la moins
malfaisante ; vers 1850, on en fabriquait 815000
hectolitres, et cette fabrication est tombée,
en 1885, à 23.400 hectolitres, $\frac{1}{80}$ de la production totale ».

La fabrication de l'alcool devenant industrielle
et mettant ce poison à bon marché et à la portée
de tous, telle est une des causes générales de

---

(1) FOCHIER. — *Loc. cit.*

l'alcoolisme, tant en France que dans les autres pays.

Une autre cause d'ordre général dont l'importance est considérable est l'hérédité alcoolique. Legrain nous a montré le goût pour liqueurs fortes augmentant d'une génération à l'autre dans la descendance des alcooliques et poussant au cabaret ces dégénérés chez lesquels le besoin de l'alcool devient une véritable manie. Les effets de cette cause, cela va de soi, ne peuvent que grandir avec le temps, à mesure qu'augmentera le nombre de générations alcooliques.

A côté de ces causes d'ordre général, viennent se ranger des causes accessoires, prédisposantes. Celles-ci ne vont pas se manifester de la même façon dans les diverses classes de la société, et, en plus, différeront singulièrement suivant le groupe social auquel appartient l'individu, suivant qu'il s'agira d'un riche ou d'un pauvre, d'un bourgeois ou d'un ouvrier.

Le rentier du bourg de la Basse-Normandie qui passe sa vie au café à boire de l'eau-de-vie sur du cidre et des absinthes sur de la bière ; les « gens de la haute » dont les journées et les nuits s'écoulent, dans des cercles et autres tripots, à jouer et à boire ; la petite femme évaporée, malade du nervosisme moderne, qui déguste

les vins exotiques chez le pâtissier ou prend
« un doigt de Madère » au five o'clock de son
amie, toutes ces non-valeurs sociales s'alcoolisent parce qu'elles ne savent pas faire œuvre
de leurs dix doigts de toute la journée. Elles
s'alcoolisent par désœuvrement, par recherche
d'une excitation factice, destinée à masquer le
vide de leur existence. Elles deviennent alcooliques au même titre que leurs semblables deviennent morphinomanes, éthéromanes, cocaï-
nomanes ou mangeurs de verre fin. Au point
de vue de l'économie sociale, le seul qui nous
occupe ici, les alcooliques de cette espèce ne présentent pour nous aucun intérêt.

Plus intéressant déjà est l'alcoolisme des
classes riches et aisées dans lesquelles les individus comptent au point de vue du travail et de
la richesse de la nation. Dans ce groupe social,
l'alcoolisme n'a jamais fait beaucoup de victimes
ni pris une grande extension. Généralement tout
se limite au vin coupé d'eau et bu aux repas, au
petit verre de liqueur ou d'eau-de-vie pris avec
ou après le café, sans parler de grands dîners
où la quantité de boissons consommées est plus
grande. Du reste, depuis que les médecins sont
franchement devenus anti-alcooliques, leur action
s'est manifestement fait sentir dans ces mi-

lieux. Dans beaucoup de familles, on ne boit maintenant que de l'eau aux repas, et cette sobriété des classes aisées a été constatée par Brunon même en Normandie. Si l'on rencontre dans ces milieux des individus présentant des symptômes d'alcoolisme latent, ce sont généralement des alcooliques inconscients et innocents, je veux dire présentant une susceptibilité toute particulière, une véritable idiosyncrasie pour l'alcool et les boissons alcooliques.

Chez les fonctionnaires, chez les employés de commerce, chez les commerçants, c'est-à-dire dans la petite bourgeoisie, l'alcoolisme relève en partie des conditions de la vie, en partie de certaines mœurs et habitudes.

L'employé de commerce, célibataire le plus souvent, déjeune et dîne au restaurant. Après le déjeuner, avant de rentrer à son bureau, il va prendre le café en compagnie de camarades au café voisin, et suivant l'habitude on prend, avec le café, un ou deux verres d'eau-de-vie. Le fonctionnaire qui termine son travail vers cinq heures, ne se presse pas de rentrer à la maison, et va au café ou à la taverne où, à cette heure, il est d'usage de prendre un apéritif. Puis la vie de famille et les relations entre les familles étant relativement peu développées, surtout dans les grands centres, le café reste l'endroit où le fonctionnaire, l'employé ou le petit bourgeois, va passer la soirée, pour faire une partie de cartes ou de domino, pour boire en compagnie d'amis.

C'est surtout chez les voyageurs de commerce que se font sentir ces causes provocatrices de l'alcoolisme. Les trois quarts de l'année, ils sont en route et vivent à l'hôtel ou à l'auberge. Les affaires se traitent au café à force de consommations. Puis la journée finie, quoi faire dans une ville où l'on ne connaît personne, sinon « prendre quelque chose », avec un ami de circonstance, en attendant le train ou l'heure de se coucher ?

De cette façon, grâce à nos mœurs, l'existence normale d'une foule d'individus comporte, comme dit Fochier, une station dans les cafés ou cabarets qui sont devenus des lieux favoris de réunion, des salons de conversation, des cercles, où l'on séjourne des heures entières pour causer, jouer, fumer, en s'alcoolisant lentement.

Ces causes jouent aussi un rôle dans l'alcoolisme des classes ouvrières. Mais il en est d'autres plus importantes encore.

C'est, en premier lieu, la destruction de la famille ouvrière par l'industrie moderne qui a remplacé toujours et partout le travail manuel par la machine. L'artisan qui travaillait en famille disparaît de plus en plus ([1]), et le sweat-system (travail à domicile et à la pièce), avec toutes ses horreurs, que l'alcool fait oublier momentanément, doit compter aussi parmi les causes qui prédisposent à l'alcoolisme.

Or quelle est la vie aujourd'hui d'une famille ouvrière dans un centre industriel ? Le mari et la femme, comme nous l'a montré Brunon, partent à la fabrique à 6 heures du matin ; si l'enfant est assez grand et travaille déjà, il part à son tour ; dans le cas contraire, il est laissé dans une crèche, un dispensaire ou chez la voisine. Les repas sont pris au dehors, chez le marchand de vin, et arrosés de vin et d'eau-de-vie. On rentre à 7 heures du soir, à moins qu'on ne dîne dehors, brisé de fatigue, épuisé par un travail monotone.

« A ce travail, demande Leyret ([2]), quelle diversion pour l'ouvrier ? Où ses distractions ? où ses divertissements ? où l'oubli du labeur interrompu ? Ignorant ou si peu instruit, il n'entend rien à nos livres ; puis à un homme qui, depuis son lever, peine dix ou douze heures

---

([1]) E. VANDERVELDE. — *Le collectivisme et l'évolution industrielle.* Paris, 1900.

([2]) LOISEAU. — *Loc. cit.*

dans l'effort et la sueur, que parler de méditer sur l'histoire, sur la philosophie, sur la littérature ! Les théâtres, les divertissements publics ? Cela coûte et fatigue !... Quels plaisirs à lui offrir qui conviennent à sa nature forte, brutale, de premier jet, ni sentimentalisée, ni intellectualisée, telle enfin qu'elle se développe dans le servage où la rive notre société. Quoi ? si ce n'est le cabaret où avec quelques sous à peine, il se sait le bienvenu, où avec à peine quelques verres, il s'élève au-dessus des réalités oppressives, aviné, baveux peut-être ! à coup sûr, transporté dans le monde de l'exaltation et de la divagation, par quoi il s'évade un moment de la vie de souffrance et de privations dans laquelle demain le rejettera ».

C'est là la cause psychologique de l'alcoolisme d'une certaine catégorie d'ouvriers dont le niveau intellectuel laisse à désirer, de tous ceux qui peinent et souffrent, souffrent et peinent, vivant misérablement aujourd'hui comme hier et hier comme demain, sans issue ni éclaircie, dans un travail monotone qui, à force de se répéter devient mécanique et transforme l'ouvrier en une partie intégrante de la machine. C'est là aussi son excuse.

Dans les milieux ouvriers d'une culture plus

élevée, l'alcoolisme ressortit à des causes plus complexes. Elles ont été admirablement résumées dans la lettre d'un ouvrier anglais, insérée au Rapport du Conseil fédéral suisse sur la question de l'alcool. Nous la reproduisons *in extenso,* parce que, comme dit A. Jaquet ([1]) (de Bâle), « elle contient le programme complet de la philanthropie moderne destinée à réformer les conditions d'existence de l'ouvrier » :

« Des hommes confinés du matin au soir dans des ateliers, écrit cet ouvrier, n'en ont pas pour cela le sentiment de la sociabilité moins développé. Ils ont le besoin, le travail quotidien achevé, de se retrouver avec leurs semblables, d'échanger leurs idées et de se communiquer leurs observations, le besoin de se retrouver dans toutes les classes de la société ; par contre, tous n'ont pas au même degré les moyens de les satisfaire. Le riche réunit sa société chez lui, va au cercle ou chez d'autres en société. Le pauvre, surtout dans les grandes villes, est moins bien partagé. Le foyer de la plupart des ouvriers pauvres offre bien trop peu d'attrait et de confort pour inviter à une réunion intime avec des camarades. Souvent il ne se compose

---

([1]) *Loc. cit.*

que d'une seule pièce, mal meublée, dans une maison imprégnée de mauvaises odeurs : absence de bien-être, profusion de cris d'enfants. Et le seul être qui pourrait rendre ce foyer de misère clair et habitable, est souvent par son ignorance complète des notions élémentaires et par le fait d'une éducation morale défectueuse absolument inqualifié pour remplir ses devoirs d'épouse et de mère de famille.

« Tant que les apôtres de l'abstinence continueront à partir du point de vue que c'est la passion de l'alcool qui pousse en première ligne l'ouvrier au cabaret, on n'aura pas grand chose à attendre de leur intervention. Quelques milliers d'hommes, de femmes et d'enfants peuvent juger nécessaire de signer un engagement, d'arborer un ruban bleu, de s'abstenir de l'usage des boissons spiritueuses ; leur exemple restera sans effet sur les masses tant que le fondement de l'existence sociale de l'ouvrier, son foyer offrira pour lui aussi peu de confort et d'attrait. Un cercle ouvrier confortablement installé, une cité ouvrière avec des logements salubres et agréables, valent mieux que dix mille allocutions dans des réunions de tempérance et qu'un million de témoignages sur les effets désastreux de l'alcool. Si tous les efforts faits jusqu'à présent en vue de réprimer l'usage de la bière et du tabac avaient été consacrés à élever les jeunes filles du peuple de façon à en faire des ménagères capables, intelligentes et économes, nous serions plus près que nous ne sommes du règne de mille ans d'une nation sobre. Dans une famille ainsi embellie par l'activité d'une mère, le fils adolescent pourrait, le travail quotidien terminé, introduire un camarade privé de foyer paternel, et il en est peu qui ne préféreraient beaucoup un tel milieu au cabaret bruyant et enfumé. Dans les conditions actuelles, le père entraîne ses amis au cabaret et le fils suit son exemple. Ce serait insensé de croire qu'il suffira de fermer la porte des débits pour remédier au mal. Ce n'est pas uniquement en entravant la consommation que l'on habituera un peuple à la tempérance.

« Tant que l'on n'aura pas amélioré les conditions sociales, qui, dans la plupart des cas, poussent l'ouvrier au cabaret, on n'arrivera pas à bannir l'eau-de-vie de ce monde ».

Si nous récapitulons maintenant les causes de l'alcoolisme en France, nous trouvons, comme causes générales, la fabrication industrielle de l'alcool et l'hérédité alcoolique ; comme causes particulières, une façon de vivre, des mœurs et usages particuliers secondés, en l'espèce, par ce puissant facteur social qu'est l'imitation ; puis les mauvaises conditions sociales de la classe ouvrière et enfin l'ignorance. Dans quelle mesure pouvons-nous les faire disparaître ou du moins en diminuer les effets ?

Parmi ces causes, il en est sur lesquelles nous n'avons, pour ainsi dire, pas de prise. C'est, en première ligne, la production industrielle de l'alcool mettant ce produit à bon marché. De ce qu'il est mal employé en France et sert avant tout à fabriquer des liquides toxiques, la faute n'en est pas à l'industrie elle-même. Il serait seulement à désirer qu'il fut employé et utilisé, comme il l'est chez nos voisins en Allemagne (¹). Eux aussi, ils produisent une grande quantité d'alcool industriel, plus grande encore, puisqu'en 1897, ils ont fabriqué 800 000 hectolitres de plus que nous. Mais tandis que nous avons bu, en 1898, plus de *deux millions d'hectolitres d'alcool*, chez eux l'alcool sert pour le chauffage,

---

(¹) E. DE LAVARENNE. — *L'alcool en France et en Allemagne*. Presse Médic. 1900, n° 27 ; L. LINDET. — *L'état actuel de la production et de la consommation des alcools d'industrie*. Rev. gén. des Sciences, 1899, n° 21 (Les graphiques qu'on trouve dans ce travail sont très démonstratifs).

pour l'éclairage, pour l'industrie, l'industrie chimique en particulier, et contribue pour une part considérable à l'essor merveilleux de l'industrie et du commerce allemands.

Nous sommes également désarmés contre le goût pour les liqueurs fortes, contre l'alcoolomanie des hérédo-alcooliques, et comme nous l'avons dit, avec les progrès incessants de l'alcoolisme, les effets de cette cause ne peuvent que se faire sentir davantage tous les jours. La cause elle-même ne disparaîtra que lorsque l'alcoolisme, sera arrêté dans sa marche triomphale à travers notre pays.

Compter sur le relèvement de la situation économique et sociale de l'ouvrier pour enrayer de cette façon l'alcoolisme ouvrier qui, plus que tout autre met en jeu l'avenir même du pays, est une utopie. Cette situation, dans le régime économique actuel, découle des conditions même de la production et, contre ces conditions, iront se briser comme verre les clameurs des hygiénistes, des philanthropes, de tous ceux qui invoqueront la dégénérescence physique et morale de la population, la déchéance du pays, l'avilissement progressif et la disparition menaçante de la race.

Nous pouvons, par contre, agir dans une certaine mesure, tantôt directement, tantôt indirectement sur les autres causes de l'alcoolisme que nous connaissons, à savoir l'ignorance des dangers de l'alcoolisation lente, certaines habitudes et façons de vivre qui nous conduisent au café ou au cabaret, le besoin non satisfait ou mal satisfait de la sociabilité, l'imitation et le snobisme qui en est la caricature, etc. Cette action, comme nous allons le voir, peut être secondée par l'État, mais elle relève surtout de l'initiative personnelle du citoyen soucieux de l'avenir de son pays.

CHAPITRE II

—

VALEUR DES LOIS PROHIBITIVES
ET DE L'INITIATIVE PRIVÉE

L'étude impartiale des mesures législatives prises dans les divers pays contre l'alcool, montre très rapidement que leur effet est médiocre, pour ne pas dire nul, quand la société ne joint pas ses efforts à ceux du législateur, en utilisant convenablement les armes que celui-ci met entre nos mains. Le plus souvent partielles, incomplètes à dessein, elles laissent l'alcool couler à flot à travers des fissures qu'on dirait ménagées exprès.

Les lois qui les sanctionnent ont l'air d'avoir été faites de façon à donner satisfaction à la fois à l'opinion publique qui les réclame et aux producteurs d'alcool, ainsi qu'à leur armée de débitants qui empoisonnent la foule, si bien que, sous leur protection, le mal, quand il ne reste pas stationnaire, gagne en largeur et en profondeur. Il y a à cela des raisons assez péremptoires pour nous arrêter un instant.

Tout d'abord, il existe, en matière sociale, un principe qui, à force d'avoir servi de thème aux discussions, est devenu une vérité de La Palisse, à savoir que les mœurs n'ont jamais été corrigées ni réformées par les lois. Or nous avons vu que l'alcoolisme, abstraction faite de quelques causes d'ordre général, est avant tout une affaire de mœurs, d'habitudes sociales, d'imitation, de désœuvrement ou d'excès de labeur allant jusqu'à l'épuisement, choses sur lesquelles la législation la mieux intentionnée et la plus rigoureuse n'a aucune prise.

La seconde raison est la suivante. Grâce au militarisme enfanté par la « paix armée », grâce au fonctionnarisme qui pousse dru sur notre sol, les exigences financières de l'État pour équilibrer son budget se sont accrus, partout et sous tous les régimes politiques, d'une façon formidable. Pour faire face aux dépenses, l'État a besoin d'argent, et cela à tout prix. Et il se trouve que l'alcoolisme est, à ce point de vue, une source de revenus incomparable qu'aucun gouvernement, à l'heure actuelle, n'a ni le désir ni les moyens de tarir, en tuant cette poule aux œufs d'or, qui, chez nous, donne annuellement 6 à 700 millions sur un budget de 3 milliards.

Le gouvernement le mieux intentionné est donc obligé de favoriser l'alcoolisme, parce qu'il a besoin d'argent pour vivre. Un exemple entre mille autres pour montrer jusqu'à quel point cette proposition est exacte : Lorsque le monopole de la vente de l'alcool par l'État a été établi en Suisse, la première chose que fit la nouvelle régie ce fut de porter à la connaissance du public que l'alcool livré par la régie était une boisson saine, voire même, hygiénique ! Du reste, chaque fois que des mesures fiscales ou législatives étaient prises contre l'alcool, c'était toujours une excellente opération financière pour l'État ; quant à l'alcoolisme, les mesures répressives l'atteignaient à peine, autant dire pas du tout.

Une autre raison encore, pour laquelle l'intervention de l'État contre l'alcoolisme est souvent incomplète, réside dans la structure économique de la société actuelle. Cette structure est telle que la politique économique de tous les gouvernements actuels, en république comme en monarchie, s'inspire des intérêts des gros producteurs. Nous payons bien 60 centimes le sucre fabriqué en France, tandis que ce même sucre, de fabrication française, grevé de frais d'exportation, se vend couramment en Angleterre 3o centimes. Cet état de choses profite à quelques gros raffineurs ; au même titre, l'alcoolisme qui décime les populations ouvrières nourrit, engraisse et couvre de distinctions honorifiques une centaine de gros distillateurs qui commandent à toute une armée de débitants eux aussi victimes de l'alcoolisme professionnel. Je ne puis que renvoyer aux magistrales études de Victor Bérard (¹) pour montrer la puissance de ces considérations de classe, dans la politique économique d'un pays.

Pour toutes ces raisons, ceux qui luttent contre l'alcoolisme doivent compter avant tout sur leur propre initiative et considérer l'intervention de l'État comme une mesure accessoire. L'étude des législations étrangères et, en particulier, celle du système de Gothembourg dont on parle tant, va nous le montrer.

Prenons tout de suite un pays où le gouvernement ne compte ni avec l'opinion publique ni avec les désirs et les intérêts de ses sujets : la Russie. Depuis 1885, on a introduit un système

______

(¹) Victor BÉRARD. — *L'Angleterre et l'impérialisme*. Paris, 1900.

qui aboutit, en 1896, au monopole de la vente et de la fabrication de l'alcool et de l'eau-de-vie par l'État; en même temps, pour diminuer le nombre de cabarets, on établit deux sortes de débits : dans les uns, dont le nombre est strictement limité et qui sont des magasins de vente, on ne doit pas stationner ni, à plus forte raison, déboucher et boire la bouteille achetée; dans d'autres, qui doivent être en même temps des restaurants, on peut boire l'eau-de-vie achetée. La consommation de l'alcool baisse en effet : de 3 litres 25 par tête, en 1885, elle tombe à 2 litres 35, en 1894. La diminution est appréciable, mais au prix de quels inconvénients est-elle obtenue ?

Le nombre des individus poursuivis pour ivresse publique a augmenté depuis l'application de la loi. Comme il n'y a plus de cabarets, on boit dans la rue, en face du bureau de la régie, sur le trottoir, et on tombe ivre-mort dans le ruisseau. Dans les tavernes où l'on débite de la bière, boisson autorisée, on vend aussi clandestinement de l'eau-de-vie. Il y a mieux que cela. En appréciant les effets du système, Borodine (¹), après avoir exposé les faits que nous venons de résumer, arrive à conclure que :

(¹) Triboulet et Mathieu. — *Loc. cit.*

1° Depuis la mise en vigueur du monopole, l'ivrognerie à domicile a augmenté ; l'ivrognerie a passé du cabaret dans la famille.

2° La réforme du régime des boissons ayant privé les communes rurales du revenu qu'elles tiraient des licences de débit, a augmenté par là les charges fiscales de la population et abaissé le niveau de l'instruction primaire.

3° La consommation de la bière et des vins russes a augmenté.

4° L'affirmation du ministère des finances qu'en recourant au monopole, il ne viserait pas une augmentation des recettes publiques, son désir principal étant de réprimer l'ivrognerie, est en contradiction avec les faits.

Quand il s'agit de publicistes russes, il faut savoir lire entre les lignes. Cette réforme qui devait régulariser la consommation de l'alcool dont on a amélioré la qualité, et diminuer le nombre de débits en mettant en outre ceux-ci entre les mains de fonctionnaires, n'a même pas abaissé la quantité d'alcool consommé, puisque les 95 centilitres qui manquent se retrouvent, et peut-être au-delà dans la bière et le vin bus en plus grande quantité. Et, comme toujours, la réforme s'est trouvée être une excellente opération financière pour l'État.

Prenons un autre pays dans lequel l'État a, en grande partie, monopolisé la fabrication et la vente de l'alcool : la Suisse. Malgré les différences énormes qui, au point de vue politique et social existent entre la Suisse et la Russie, les effets, au point de vue de la répression de l'alcoolisme, ont été, à peu de chose près, les mêmes dans ces deux pays.

D'après la loi de 1887, c'est la Régie fédérale qui est chargée de la fabrication, de la rectification et de la vente en gros des alcools. Ce monopole ne s'étend toutefois qu'aux alcools industriels, car la distillation des alcools de vin ou de fruits — c'est l'histoire de nos bouilleurs de crû — reste libre. Quant à la limitation du nombre de cabarets, toute faculté est laissée, à cet égard aux cantons.

Les effets de ce monopole, si l'on se rapporte aux chiffres officiels cités par Fochier, auraient été d'amener une diminution considérable dans la consommation de l'alcool qui, de $5^l,20$ en 1885, serait tombée à $3^l,14$.

Mais ces chiffres sont fortement contestés par Mathieu et Triboulet qui, en s'appuyant sur les faits cités par Rochat, montrent que les chiffres officiels relatifs à la consommation de l'alcool, ont varié à trois reprises différentes, si bien que la diminution ne paraît pas dépasser 15 à 20 %.

En revanche, le nombre des bouilleurs de crû a augmenté et le moindre propriétaire distille ses marcs et fabrique de l'eau-de-vie. Puis, les industriels peu scrupuleux fabriquent des liqueurs à essences avec des alcools dénaturés qu'ils revivifient tant bien que mal, à telle enseigne que, de 1890 à 1893, la vente de l'alcool dénaturé a augmenté de 25 %. Enfin la consommation du vin et surtout de la bière, n'a fait qu'augmenter depuis une dizaine d'années: celle du vin qui était, en 1885, de 55 à 60 litres par tête, monte, en 1895, à 80 litres, et celle de la bière passe, dans le même espace de temps, de 36 litres à 50 litres par tête. En dernière analyse, on consomme en Suisse $8^l,75$ d'alcool par tête, chiffre assez coquet.

Mais ce qui caractérise bien la façon dont l'État, devenu fabricant et marchand d'alcool, comprend son rôle, ce sont les deux faits suivants: Le premier, que nous avons déjà cité plus haut, est la réclame en faveur de son alcool que la régie suisse a présenté au public comme « une marchandise saine et franche de toute substance nuisible à la santé », et ce n'est déjà pas mal. Mais il y a mieux. Comme le public ne goûtait

pas beaucoup l'eau-de-vie de la régie, celle-ci
ne trouva rien de mieux, pour donner satisfaction aux consommateurs, que de livrer de
l'alcool contenant des impuretés. « Afin de
pouvoir faire des concessions aux préférences
d'une certaine clientèle, dit le rapport de la
régie pour 1887-1888, une partie de l'alcool
brut de pommes de terre, produit dans le pays
n'a pas été soumise à la rectification, mais
vendue sous forme d'alcool brut, contenant un
maximum d'impuretés de 1 à 1 et demi pour
1000 (1) ». Legrain n'avait certainement pas
prévu cette dernière façon d'empoisonner le
public, quand il combattait le principe du
monopole de l'État en disant que le jour où
l'État livre au consommateur, sous son estam-
pille, un alcool dénué d'impuretés, le consommateur se croit assuré d'absorber quelque chose
de bon, de recommandé, et est fatalement tenté
d'en user largement, d'en user même alors qu'il
le redoutait auparavant !

Et quand, dans un élan de générosité, l'État
renonce aux bénéfices que lui donne l'alcoolisation du peuple en prohibant d'une façon absolue
la fabrication et la vente de l'alcool, cette me-

---

(1) TRIBOULET ET MATHIEU. — *Loc. cit.*

sure, tout en étant plus efficace, ne donne guère
de meilleurs résultats. C'est le cas de la loi dite
du Maine. D'après cette loi, qui a été adoptée en
Amérique par 17 États, la fabrication et la vente
de l'alcool sont interdites, sauf pour la vente et
la détention de ces liquides applicables aux
besoins de la médecine, de l'industrie et des
arts. Un seul agent, salarié par la municipalité,
a le droit de vendre des boissons alcooliques. Et
des pénalités sévères semblent assurer d'avance
l'efficacité de cette loi : on peut perquisitionner
chez des individus soupçonnés de détenir ou de
vendre de l'alcool, et si la perquisition donne un
résultat positif, c'est l'amende pouvant aller
jusqu'à 100 dollars et la prison pour dix mois ;
en outre, tout ivrogne doit être arrêté et détenu
jusqu'à ce qu'il ait indiqué la personne qui lui
a livré l'alcool, laquelle personne est responsable
du dommage causé.

Il est difficile d'imaginer un ensemble de mesures plus draconiennes, plus capables, en apparence
du moins, d'arrêter et d'éteindre l'alcoolisme. Il ar-
riva ce qui arrive toujours en pareil cas : la fabrication et la vente frauduleuse de l'alcool et le développement considérable des débits clandestins.
Et, en 1892, l'évêque catholique de Fargo (Nord
Dakota) écrivait ceci : « On vend aujourd'hui

plus de spiritueux qu'antérieurement aux lois prohibitionnistes. Des fermiers qui jadis ne buvaient qu'un verre ou deux dans une taverne, lorsqu'ils venaient en ville, ont maintenant chez eux des tonnelets de cinq gallons, auxquels ils rendent visite à tout instant. Je ne dis pas que le régime prohibitif soit mauvais en lui-même, mais je prétends qu'il ne vaut absolument rien dans la situation actuelle du Dakota ». Du reste, ce système est aujourd'hui en pleine décadence, car sur dix-sept États qui l'avaient adopté, dix l'ont abandonné, convaincus que la fraude et la vente clandestine rendent la loi illusoire, sinon dangereuse.

On a encore réclamé de l'État que, dans le but d'arrêter l'alcoolisme, il impose fortement l'alcool. L'État s'est toujours prêté de bonne grâce à cette mesure, souvent il l'a prise même avant toute réclamation, pour la raison bien simple qu'après quelques fluctuations reflétant les hésitations momentanées du consommateur, la surtaxe fait affluer l'argent dans la caisse du gouvernement. Comme le dit si judicieusement Brunon, quand on augmente le prix de l'alcool, l'ouvrier mange moins bien, mais boit autant avec les économies réalisées sur ses aliments. Et les faits lui donnent parfaitement raison.

Ainsi en France, par exemple, l'impôt sur l'alcool, qui était de 37 fr. 40 en 1830, est porté successivement à 60 fr. en 1885, à 90 fr. en 1860, à 150 fr. en 1871, et était avant le vote de la dernière loi, de 156 fr. 25 par hectolitre d'alcool pur. Or, nous savons que, depuis 1830, l'alcoolisme n'a fait que croître et embellir chez nous, comme les chiffres suivants en font foi.

En 1855, la taxe de l'alcool est augmentée de 45 %, doublée presque, et la consommation d'alcool augmente. En 1855, elle était de 714 813 hectolitres et en 1856 elle monte à 768 394, c'est-à-dire qu'elle augmente de 53 581 hectolitres, soit de 8 % environ.

En 1860, nouvelle surcharge, et la consommation se présente comme ceci :

1859	823 029 hectolitres
1860	851 825 //
1861	832 926 //
1862	857 592 //
1863	964 223 //

c'est-à-dire que la consommation fléchit un peu l'année qui suit la promulgation de la nouvelle loi, mais se ressaisit après et continue son ascension. Et il en est de même des surtaxes établies ultérieurement.

En Angleterre, la taxe est, depuis 1860, de

489 fr. 20 par hectolitre. Or, de 1860 à 1880, la consommation a monté de $4^l,1$ à $5^l,7$, et se maintient, de 1880 à 1893, autour de $4^l,5$. Pour apprécier ce résultat, si résultat il y a, il ne faut pas oublier que d'autres lois prohibitives contre l'alcool ne manquent pas en Angleterre et que ce pays compte près de 5 000 000 d'abstinents.

En 1865, la taxe sur l'alcool est élevée, aux États-Unis de 163 fr. à 545 fr. De 1 582 000 hectolitres d'alcool, la consommation tombe à 322 000 hectolitres ; mais bientôt on s'aperçoit que la fraude comble la lacune annoncée par les statistiques officielles.

Les auteurs qui croient à l'efficacité de la surtaxe, citent l'exemple de l'Allemagne où, en 1887, l'impôt sur l'alcool a été porté brusquement de 20 fr. par hectolitre à 90 fr. Et quel en a été le résultat ? « La consommation de l'alcool, nous dit A. Jaquet [1] (de Bâle), qui, avant 1887, flottait entre 6 et 9 litres d'alcool absolu, est tombé rapidement à 4 litres environ et paraît depuis cette époque se maintenir à ce taux » ; et Loiseau [2] part de ce fait pour « mon-

----

[1] A. JACQUET. — *Loc. cit.*
[2] LOISEAU. — *Loc. cit.*

trer la nécessité d'une augmentation considérable de l'impôt afin d'enrayer la consommation ».

Mais quand on analyse les statistiques relatives à la consommation de l'alcool, *avant et après* 1887, on constate que celle-ci n'a pas été influencée par la surtaxe.

Dans le tableau suivant de Denis ([1]), où nous ne prenons que les chiffres relatifs à la consommation des eaux-de-vie en alcool à 100°, et à la consommation des boissons alcooliques, vin et bière compris, également en alcool à 100° :

Années	Alcool à 100° en litres	Total des boissons en alcool à 100° en litres
1877-78 . . .	4,3	8,62
1881-82 . . .	4,3	8,34
1883-84 . . .	7	11,48
1885-86 . . .	6,91	10,84
1887-88 . .	3,6	8,22
1889-90 . . .	4,7	9,64
1890-91 . . .	4,4	8,89 ?
1891-92 . , .	4,4	"
1892-93 . . .	4,5	"
1893-94 . . .	4,4	"
1898-99 . . .	4,5	8,94

([1]) Triboulet et Mathieu. — *Loc. cit.*

nous voyons, en effet, qu'à l'exception d'une période qui va de 1883 à 1886, la consommation des eaux-de-vie et des boissons alcooliques s'est maintenue au même niveau, aussi bien avant qu'après la loi de 1887, et accuse même une légère augmentation de l'alcool total consommé (8^l,94 en 1898 contre 8^l,62 en 1877).

C'est que la surtaxe sur l'alcool rejette au premier moment le consommateur vers les boissons dites hygiéniques, non imposées. Ainsi dans le tableau de Denis, nous trouvons pour la consommation de la bière, les chiffres suivants :

Années	Bière à 4 %
1877-78	58^l,7
1881-82	84,6
1883-84	90
1885-86	88,8
1887-88	97,9
1889-90	105,8
1890-91	105,8
1891-92	105,5
1892-93	107,8
1893-94	108,5
1898-99	97,5

qui montrent, depuis 1887, une augmention progressive de la bière consommée, sauf pour l'année 1898-99. Or, d'après les tableaux de Denis, la consommation du vin à 10 % qui, en 1890-1891, était de $2^l,58$, monte à $5^l,36$, en 1898-1899.

Le même fait a été constaté en Suède où d'après Wieselgren, les lois draconiennes contre l'eau-de-vie ont eu pour résultat d'augmenter très notablement la consommation de la bière et d'un produit allemand vendu sous le nom de « Portwein » (vin de Porto).

Tous ces faits jugent d'une façon suffisamment précise l'efficacité de la surtaxe comme moyen de lutte contre l'alcoolisme. Ils nous dispensent d'entrer dans les détails au sujet de l'impôt progressif sur l'alcool, proposé par Rocques et Joffroy, lequel impôt serait d'autant plus élevé que la boisson renfermerait plus d'alcool. L'effet d'une telle loi est facile à prévoir; il ne touchera guère à l'alcoolisme de la bourgeoisie, et l'ouvrier continuera à boire comme auparavant en dépensant moins pour sa nourriture.

Quelques-uns en s'appuyant sur cette sorte de suppléance qui semble exister entre la consommation des boissons dites hygiéniques (vin, bière et cidre) et celle des eaux-de-vie, ont pensé que le dégrèvement des premières arriverait peut être à enrayer la consommation des boissons alcooliques proprement dites. Or les statistiques que nous possédons ne montrent pas très nettement que lorsqu'on boit beaucoup de vin, on consomme moins d'alcool. Ainsi, d'après une statistique de la *Feuille vinicole de la Gironde* [1] la consommation du vin dans Bordeaux a augmenté de 10 $\%$ depuis vingt-cinq ans : 445 000 hectolitres en 1875 et 504 000 hectolitres en 1900. Mais, en même temps, la consommation de l'alcool s'est accrue dans les proportions autrement importantes. En 1875, il n'était consommé dans Bordeaux que 3 232 hectolitres d'alcool calculé à 100°, soit, 6 464 hectolitres à 50° ; tandis qu'en 1900, la consommation de l'alcool se chiffre par 11 836 hectolitres à 100°, soit 23 672 hectolitres à 50°. C'est donc dans la proportion de 300 $\%$ qu'en vingt-cinq années s'est accrue la consommation de l'alcool à Bordeaux.

Pour Paris, les statistiques analysées dans la note que nous reproduisons ici textuellement, fournissent des renseignements analogues [2] :

----

[1] *Journ. de méd. de Bordeaux*, 1901, n° 5, p. 78 (note sans signature).

[2] *Médecine mod.*, 1901, n° 3, p. 19 (note sans signature).

« En 1890, on a consommé à Paris 4 474 000 hectolitres de vin et 170 466 hectolitres d'alcool. L'année suivante, on consomma en plus 370 000 hectolitres de vin. Alors on consomma moins d'alcool? Pas du tout; on en consomma 3 000 hectolitres de plus.

En 1892, la consommation du vin n'augmente que de 500 hectolitres. Que devient l'alcool? Il augmente aussi, mais de 32 000 hectolitres.

L'année suivante, la consommation du vin baisse de 50 000 hectolitres. Alors l'alcool augmente? Non, la consommation baisse également.

En 1894, on boit 48 000 hectolitres de vin de plus qu'en 1893. C'est le cas de voir triompher la thèse de ceux qui comptent sur la consommation du vin pour diminuer celle de l'alcool. Boit-on moins d'alcool? Non, on en boit davantage; 1 000 hectolitres de plus.

Jusqu'à présent les chiffres ne démontrent pas l'efficacité du dégrèvement; ils prouvent même le contraire à savoir qu'on boit d'autant plus d'alcool qu'on boit plus de vin.

Toutefois, à partir de 1896, la comparaison est plus favorable au dégrèvement.

En 1896, on note à la fois une diminution de

150 000 hectolitres pour le vin et une augmentation de 2 000 hectolitres pour l'alcool. L'année suivante, on constate, au contraire, 100 000 hectolitres de vin en plus et 900 hectolitres d'alcool en moins ; de même, en 1898, on consomme moins de vin et plus d'alcool et, en 1899, on boit plus d'alcool que de vin ».

Il est donc difficile de se prononcer, au point de vue de l'alcoolisme, sur la valeur du dégrèvement des boissons dites hygiéniques. Non pas qu'on puisse boire des quantités énormes de vin et de bière sans devenir alcoolique : les statistiques sont là pour nous dire que plus de 20 % des alcooliques internés dans des asiles sont des buveurs de bière, de vin ou de cidre. Mais en admettant même que le dégrèvement des boissons hygiéniques n'amène pas une diminution dans la consommation de l'alcool et maintienne simplement le *statu quo* au profit du vin ou du cidre, ce serait encore un progrès, car il vaut mieux s'alcooliser avec du vin, de la bière et du cidre, *ces boissons étant supposées naturelles*, qu'avec des eaux-de-vie et des spiritueux fabriqués en partie avec des alcools « moyen goût », c'est-à-dire hypertoxiques.

La diminution légale du nombre de cabarets

est réclamée par tous ceux qui ont écrit sur l'alcoolisme, même par Triboulet et Mathieu qui connaissent pourtant l'argumentation puissante de Vandervelde. Et pourtant quand on étudie les faits et les chiffres, on voit que cette mesure, en apparence si logique, n'a pas plus de prise sur l'alcoolisme que celles que nous avons étudiées jusqu'à présent.

Chez nous, on a beaucoup plaisanté les « parlementaires » en disant que c'est la puissance électorale du cabaretier qui fait que les Chambres ne voteront jamais la diminution du nombre de cabarets. C'est possible. Mais les journaux bien pensants qui ont lancé cette plaisanterie, seraient vertement gourmés par leur propre clientèle si jamais une telle mesure venait à être votée. C'est que la multiplication des cabarets tient avant tout à la « structure économique » de notre société, et le cabaretier devient de plus en plus un simple dépositaire, le plus souvent commandité par le gros distillateur qui se crée ainsi un débouché. « Les nombreux bars et distillations, qui éclosent chaque jour au coin de nos rues, n'ont pas d'autre origine (Triboulet et Mathieu) ».

Mais il y a mieux :

« À de très rares exceptions près, écrit Vandervelde (¹), toutes les brasseries de quelque importance, en vue d'écouler leur production, possèdent un nombre plus ou moins grand de cabarets, voire même — en Belgique — des Maisons du Peuple socialistes. Et comme l'expérience a bientôt montré que, pour faire prospérer ces cabarets, la vente du genièvre était beaucoup plus avantageuse que celle de la bière, nombre de brasseurs se sont faits marchands de liqueurs en gros.

« C'est ce qui explique ce fait, paradoxal en apparence, que récemment, à Bruges, les brasseurs réclamaient énergiquement l'abolition du droit de licence imposé aux seuls débitants de boissons distillées, alors qu'ils semblent, à première vue, avoir tout intérêt à des mesures qui ont pour but de restreindre la consommation de genièvre et de pousser, par conséquent, à consommer plus de bière ».

On ne touche pas, et on ne touchera pas au cabaretier parce que les intérêts de celui-ci sont trop intimement liés à ceux du gros industriel, et c'est lui, le gros industriel, qui détermine notre politique économique.

____

(¹) E. VANDERVELDE. — *Le collectivisme et l'évolution industrielle.* Paris, 1900.

Puis, cette mesure qu'on réclame à cor et à cri, ne vaut vraiment pas cet honneur.

La Belgique vient après nous sur la liste des pays alcoolisés. Elle compte pourtant près de 200 000 cabarets pour une population de 6 millions d'habitants tandis qu'en France, on compte un peu plus du double, soit 500 000 cabarets, pour une population de 38 millions.

Mais voici des statistiques qui, elles, montrent un fait vraiment paradoxal, mais qui se retrouve pourtant dans tous les pays, à savoir que, plus il y a de cabarets, moins on boit et, inversement, moins il y a de cabarets plus on boit. Pour les Pays-Bas par exemple, la statistique officielle ([1]) nous fournit les chiffres suivants :

Limbourg . . . . . 1^{l},80   1 228 débits p. 10 000 h.
Zélande . . . . . 3, 05   861   //
Brabant . . . . . 3, 60   1 153   //
Utrecht . . . . . 5, 70   739   //
Hollande du Sud. . 5, 40   643   //
Hollande du Nord . 6, 40   648   //

Même chose en Suisse où « le nombre de cabarets atteint son maximum dans les cantons de Thurgovie, Schwyz, Appenzell, Grisons et Tessin, où l'alcoolisme fait le moins de ravages, tandis

------

([1]) FOCHIER. — *Loc. cit.*

que la proportion des débits est notablement
plus faible dans les cantons de Berne et de Fribourg spécialement frappés par le fléau (¹) ».

Même chose encore en Angleterre, pays pour
lequel Mœller (²), nous donne, pour l'année
1879-1880, les chiffres suivants : en Angleterre,
2ˡ,95 d'alcool par tête avec 565 cabarets pour
10 000 habitants ; en Écosse, 7ˡ,95 avec 346 débits par 10 000 habitants ; en Irlande, 4ˡ,54 avec
une proportion des débits sensiblement la même
qu'en Écosse. A en croire Hartmann (²), il n'en
serait pas autrement chez nous.

Il est donc difficile de soutenir que la limitation du nombre de cabarets est un coup direct
porté à l'alcoolisme en vertu du proverbe que
c'est l'occasion qui fait le larron. Nous ne fai-
sons donc que signaler le système des hautes
licences qui consiste à augmenter considérablement le prix de la patente — toujours une excellente opération financière pour l'État —, ce
qui amène une diminution du nombre de cabarets, laquelle diminution, comme nous venons
de le voir, n'influe en rien sur l'extension de
l'alcoolisme.

(¹) A. JAQUET (de Bâle). — *Loc. cit.*
(²) TRIBOULET et MATHIEU. — *Loc. cit.*

Ce qui prouve encore mieux l'inefficacité des mesures législatives, c'est la façon dont retentit sur la consommation de l'alcool toute une série de lois prohibitives prises contre l'alcoolisme. Voici, par exemple, la Hollande. En 1881, elle adopte : 1° le système des hautes licences ; 2° l'option locale qui confère au conseil communal le droit de délivrer ou non ces licences et de fixer l'emplacement des cabarets ; 3° la fixation du nombre de débits proportionnellement au chiffre de la population de chaque commune ; 4° des mesures contre l'ivresse.

Et quel est le résultat de cet appareil législatif?

Fort simple : la consommation de l'alcool ne diminue pour ainsi dire pas. En 1881, on consommait 4ˡ,80 d'alcool par tête ; on en consommait 4ˡ,35 en 1890, et 4ˡ,25 en 1895. Et ce résultat si maigre peut-on au moins le mettre à l'actif de la législation contre l'alcool? Probablement non, parce que de 1880 à 1895, il faut compter avec l'accroissement du nombre des sociétés d'abstinence et leur propagande. On compte aujourd'hui en Hollande 11 sociétés de tempérance groupant plus de 25 000 membres.

L'histoire de l'alcoolisme en Angleterre n'est pas moins instructive.

L'Angleterre possède tout un arsenal de lois contre l'alcool. Tout d'abord, la surtaxe qui est de 500 fr. environ par hectolitre. Ensuite, depuis 1872, le Licensing Act établit le principe de la patente, et la licence, qui n'est concédée que pour un an et peut être retirée à la moindre infraction, est assez élevée puisqu'elle peut atteindre 1500 fr.; puis, en 1879 et en 1898, on renforce les lois existantes contre l'ivresse et on ordonne l'internement obligatoire de tout ivrogne délinquant et de tout buveur condamné quatre fois en un an pour ivrognerie. Les résultats sont identiques à ceux que nous avons vus dans les Pays-Bas : en 1852, la consommation de l'alcool était, en Angleterre, de 2 litres 80 par tête; en 1894, elle est encore de 2 litres 20 ! Et si l'on tient compte de l'alcool consommé sous forme de boissons hygiéniques, on trouve que la consommation totale d'alcool par tête a toujours oscillé autour de 9 litres.

La législation prohibitive a donc l'air d'avoir donné à l'Angleterre le *statu quo*. Mais il n'en est rien, et si, d'après les statistiques, l'alcoolisme n'a pas augmenté dans ce pays comme chez nous, cela tient *exclusivement* à l'initiative privée, à l'activité incessante et patiente des sociétés de tempérance.

L'Angleterre ne compte pas moins de 5 millions d'abstinents sans compter les 3 millions d'enfants groupés dans leurs « Bands of Hope ». Autrement dit le huitième de la population ne boit pas d'alcool, et ce fait seul permet déjà de nous dire que le *statu quo* de la consommation de l'alcool n'est qu'apparent et que celle-ci, pour ceux qui boivent, a dû augmenter comme dans les autres pays, et cela malgré les lois prohibitives.

Mais ce n'est pas tout. Les abstinents anglais ne se contentent pas « de signer des pétitions et de se promener avec des bannières ». Ils agissent, et agissent d'une façon simple et pratique, en faisant une concurrence acharnée aux débits et aux cabarets. En 1873, se fonde, à Bristol, le premier café de tempérance, le « Coffee-Taverns », et en moins de vingt-cinq ans, en 1896, on trouve déjà, en Angleterre, 7 000 cafés de tempérance occupant 56 000 employés. La ville de Liverpool possède, à elle seule, 64 établissements de ce genre, et, de ce fait, les débitants d'alcool qui, en 1875, étaient au nombre de 2 359, tombent à 2 196, cependant que le nombre d'arrestations pour ivresse descend de 21 694 à 9 005. Et, pour faire une concurrence aux débits d'alcool, les cafés de tempérance sont installés avec tout le confort désirable : bien chauffés, bien éclairés, d'une propreté minutieuse, ils possèdent des salles de lecture, des salons où les ouvriers peuvent se réunir.

A Liverpool, par exemple, le Club des abstinents comprend, au rez-de-chaussée, un restaurant et un café, au premier étage, des salles de réunion et de lecture, une caisse d'épargne, un bureau pour les assurances sur la vie ; un jardin est annexé au club. A Londres, on trouve des coffee-taverns dans les quartiers les plus pauvres, des tea-rooms dans les faubourgs ; dans les grands quartiers, les cafés de tempérance sont particulièrement achalandés (Mauriac). Le Palais du Peuple pour abstinents possède : une salle de concert, un grand restaurant économique, une bibliothèque, un jardin d'hiver, des salles de jeu, de réunion, de conférence, des bains, etc. (Loiseau).

Les sociétés de tempérance ont encore obtenu que dans les « hôtels des pauvres », les célèbres *Rowton-Houses*, ainsi que dans les logements ouvriers que les municipalités anglaises construisent actuellement sur une si grande échelle (¹)

(¹) Cʜ. Baulez. — *Les habitations à bon marché en Angleterre.* Cempuis, 1899.

l'établissement des débits d'alcool soit interdit. C'est toute une clientèle ouvrière que se sont assurée les sociétés de tempérance en multipliant, dans ces quartiers et dans les cités ouvrières, leurs cafés de tempérance. On sait également que dans les Maisons du Marin anglaises (Sailor's homes), la vente des boissons alcooliques est rigoureusement interdite. Or à Londres seulement, ces Maisons (¹) ont donné asile, en 1898, à 10 164 marins qui ont placé dans la Banque du Sailor's homes la somme de 40 336 livres sterling, laquelle somme aurait certainement, sans cela, été dépensée dans des cabarets, comme cela se pratique couramment chez nous. Il existe actuellement une quarantaine de ces Maisons du Marin dans la Grande-Bretagne, et une dizaine dans les ports étrangers.

C'est à ces faits, à l'activité et à la propagande incessante des sociétés de tempérance secondées dans leur tâche par l'initiative privée et associée, et non à l'action problématique d'une législation prohibitive qu'il faut attribuer ce qu'à la rigueur on pourrait appeler l'arrêt de l'alcoolisme en Angleterre.

(¹) LUGAND. — *Assistance maritime au point de vue de la lutte contre l'alcoolisme.* Thèse de Lille, 1900.

Le succès très réel du système de Gothembourg dont tout le monde a entendu parler, réside aussi presque entièrement dans l'intervention intelligente des sociétés de tempérance, car en elle-même, la législation que celles-ci ont utilisée n'est pas très rigoureuse.

Le système de Gothembourg, qui a donné de si brillants résultats en Suède et en Norvège, a pour point de départ la loi de 1855. Cette loi supprime la distillerie rurale qui était une distillation à domicile, et laisse subsister, sous la surveillance de l'État, les grandes distilleries qui logent un contrôleur relevant du ministère des finances; pour la vente au détail, la loi exige une patente, mais le nombre des licences est déclaré fixe pendant chaque année, et les licences sont mises aux enchères auxquelles ne peuvent participer que les personnes honorablement connues. Telle est la loi, et voici comment d'après Fochier (¹), elle a été utilisée :

« Certaines sociétés de tempérance, usant d'un pouvoir accordé par la loi aux sociétés, se rendirent adjudicataires des licences de débit, afin de les exploiter dans un but hygiénique et de façon à restreindre la consommation de l'al-

____

(¹) FOCHIER. — *Loc. cit.*

cool. Ces sociétés, tenancières de débit, sont donc des sociétés de bienfaisance et non de spéculation ; en Suède, elles portent le nom de *bolags*, et en Norvège, de *samlags*.

« Ces sociétés sont des sociétés par actions qui, dans une commune, accaparent tous les débits ; lorsque la société a en mains les débits d'une localité, elle y met en pratique un régime qui doit détourner, autant que possible, les consommateurs du cabaret. A la tête de chaque cabaret, on place un gérant qui reçoit un traitement fixe ; en dehors de son traitement, il peut réaliser des bénéfices sur la vente des aliments et des boissons non-alcooliques. Il ne touche pas un centime des bénéfices réalisés sur la vente des alcools ; la société prélève simplement l'intérêt des capitaux engagés et verse le surplus à la caisse d'une œuvre de bienfaisance. Le gérant n'a donc aucun intérêt à pousser ses clients à la consommation de l'eau-de-vie et des liqueurs fortes. Bien au contraire, la perspective d'un gain l'encourage à répandre les boissons salutaires ; l'influence néfaste du cabaretier est ainsi conjurée.

« Le cabaretier n'est plus dangereux ; reste le cabaret. On a voulu le rendre antipathique aux buveurs. Le règlement intérieur fait des débits des lieux fort peu hospitaliers. Jamais on ne vend à crédit dans les samlags ; le prix de la vente au détail est, en outre, assez élevé. On a soin d'éviter tout confort qui engagerait les buveurs à y séjourner ; on n'a pas de sièges, on ne peut y fumer. Sur les murs s'étalent des sentences morales, des versets de l'Écriture, ainsi que des avis dans le genre de ceux-ci : « Il est interdit de parler haut. — Celui qui a été servi est tenu à vider les lieux ».

« Quant à l'ouverture et à la fermeture des débits, elles sont rigoureusement fixées à certains jours et à certaines heures : on ouvre le matin à 8 ou 9 heures, on ferme le soir à 8 heures. Les veilles de fêtes et de dimanches, à 5 heures, le débit est clos avant que la paye ait été remise aux travailleurs, et reste fermé jusqu'au surlendemain. Il en est de même les jours d'élection, de marché, toutes les fois, en un mot, que la ville reçoit un plus grand nombre d'individus qu'à l'ordinaire ».

Mais à cela ne se limita pas encore l'activité des sociétés de tempérance. Comme en Angleterre, elles ont, depuis 1883, organisé, comme contre-parti du cabaret, des salles de lecture [1]

----

(1) *Institutions sociales et philanthropiques de Gothembourg.* — Publ. par la ville de Gothembourg pour l'Exposition universelle de 1900.

destinées à tous ceux qui, leur travail fini, ne savent où passer la soirée. Dans ces locaux, on sert du café, du thé, du lait, du chocolat, des rafraîchissements, mais la bière et les boissons alcooliques sont rigoureusement exclus. On y trouve un bon choix de journaux et de livres et ce qu'il faut pour écrire.

Sous l'influence de cette double action, la consommation de l'alcool a rapidement diminué. De 6 litres 19 par tête, en 1876, il tombe, en Suède, à 3 litres 50 en 1896. La diminution est encore plus appréciable en Norvège : 3 litres 35 en 1876 et 1 litre 50 en 1890.

La rapide excursion à travers les diverses législations justifie donc ce que nous avons dit au début de ce chapitre, à savoir que l'effet des lois prohibitives qui ne sont pas secondées par l'initiative individuelle, est le plus souvent seul. Ce que nous savons sur le système de Gothembourg ne le confirme que trop, et Fochier qui n'est pourtant pas ennemi de l'intervention de l'État, apprécie ce système dans les termes suivants :

« Cet admirable résultat est dû surtout à l'ardeur déployée par les partisans de la tempérance qui étaient déjà parvenus, avant d'obtenir une législation restrictive, à faire diminuer la consommation dans de fortes proportions ; la suppression de la distillerie fut un pas en avant ; puis le système de Gothembourg vint achever l'œuvre. L'œuvre de la tempérance avait alors entre les mains les armes nécessaires, elle put assurer la victoire ; il faut regarder comme certain que si le système des débits n'avait été accompagné d'une active propagande, il n'aurait pas obtenu seul d'aussi complets résultats ».

CHAPITRE III

—

CONDITIONS DE LA LUTTE
CONTRE L'ALCOOLISME EN FRANCE

Les conditions de la lutte contre l'alcoolisme se présentent en France avec une très grande simplicité. D'un côté, l'État qui, non seulement, se désintéresse complètement des progrès incessants de l'alcoolisme, mais encore favorise le développement du fléau en maintenant, envers et contre tous, le privilège des bouilleurs de cru ; de l'autre, un certain nombre de sociétés de tempérance dirigées presque exclusivement par des médecins, dont l'action commence déjà à se faire sentir.

Nous avons dit très franchement ce que nous pensons des lois restrictives et des mesures fiscales, telles que surtaxe de l'alcool, monopole, hautes licences, limitation du nombre de cabarets, etc.; nous l'avons dit sachant que, sans parler de leur inefficacité, elles n'atteignent jamais, en raison de la structure économique de notre société, le gros distillateur. Mais cela ne nous empêche pas de réclamer, avec tous ceux qui se sont occupés de la question de l'alcoolisme, l'abolition du privilège des bouilleurs de crû.

Le privilège est toujours odieux et conduit forcément aux abus ; en l'espèce, l'abus a abouti à la fabrication frauduleuse de quantités énormes d'alcool qui explique très suffisamment l'alcoolisation progressive et intense de nos campagnes. Mais une autre raison qui nous fait désirer l'abolition de ce privilège c'est ce qu'on a appelé la consommation familiale de l'alcool. « Le grand danger du bouillage de crû, dit Cornil [1], c'est de favoriser la consommation familiale. C'est, en effet, en vertu de cette consommation familiale — et le mot est aussi triste que juste — que, chez tous les bouilleurs de crû, tous les membres de la famille, les femmes et les enfants, boivent de l'eau-de-vie en quantité tout à fait disproportionnée avec les intérêts de leur santé. Les hommes prennent un petit verre, le matin en allant à leur travail habituel, et les enfants, même des enfants de 7 à 10 ans,

___

[1] LOISEAU. — *Loc. cit.*

trempent un morceau de pain dans un verre
d'eau-de-vie avant d'aller à l'école. On est alors
tout étonné de voir qu'ils y arrivent excités,
énervés, batailleurs, inattentifs, ne pouvant pas
tenir en place, ce dont les maîtres d'école se
plaignent dans diverses régions... » Or le nombre de bouilleurs de crû atteint actuellement le
chiffre respectable de 800000. Soustraire une
partie de la population, hommes, femmes et
enfants à une intoxication intense déterminé
par un *privilège* est une simple mesure de salu-
brité publique. On n'a jamais voulu le faire
chez nous, et certes on ne le fera pas de sitôt.

Une autre mesure, celle-ci ressortissant à la
police des aliments, qu'on voudrait voir prendre
par le Gouvernement ce serait de sanctionner
l'article de la nouvelle loi sur les boissons, conçu
dans les termes suivants : « Le Gouvernement
interdira par décrets la fabrication, la circulation
de la vente de toute essence reconnue dangereuse et déclarée telle par l'Académie de Médecine ». Cette mesure non plus ne sera jamais
prise — elle léserait trop les intérêts du gros industriel —, et l'on sait, du reste, que cet article
n'a été voté par le Sénat que lorsqu'il a été
établi au cours de la discussion que cet article
restera toujours lettre-morte.

La situation est donc bien nette. Pour combattre les progrès incessants de l'alcoolisme nous n'avons qu'à compter sur nous-mêmes, sur notre initiative, sur les bonnes volontés groupées autour des Sociétés de tempérance dont l'action commence à se faire sentir. C'est à elles que nous devons la circulaire Galiffet proscrivant des cantines les boissons distillées, la circulaire plus anodine de de Lanessan et enfin les trois circulaires relatives à l'organisation de l'enseignement antialcoolique.

Nous reviendrons, dans un instant, sur la façon dont les Sociétés de tempérance ont engagé chez nous la lutte contre l'alcoolisme. Mais auparavant, il nous semble intéressant de souligner l'influence considérable exercée, à ce point de vue, par les médecins, même par ceux qui ne sont pas affiliés à une société de tempérance.

Ce sont tout d'abord les médecins qui ont poussé le cri d'alarme et montré, par leurs travaux, l'immensité du danger alcoolique en train d'abâtardir et de dissoudre la nation. Les noms de Bergeron, Lancereaux, Laborde, Magnan, Joffroy, ceux de Legrain, L. Jacquet, Debove, Le Gendre, Triboulet resteront attachés à cette œuvre.

En second lieu, c'est dans le milieu médical que les notions anti-alcooliques se sont le plus

rapidement diffusées et firent le plus grand
nombre d'adeptes. Tout naturellement le médecin qui se trouve journellement en contact avec
un monde nombreux, fit partager sa conviction
à ceux dans l'intimité desquels il pénétrait de
par le fait même de sa fonction sociale. C'est
donc à la propagande seule, qu'il faut attribuer
la diminution de l'alcoolisation dans les familles
riches ou aisées, dans des familles bourgeoises
dont un grand nombre ont poussé le zèle à
l'extrême et se sont converties à l'abstinence
totale. Nous avons vu noter ce fait par Brunon
en Normandie, et chacun de nous peut citer
nombre de maisons dans lesquelles on ne boit
aux repas que de l'eau.

La conquête de la bourgeoisie aux idées anti-
alcooliques, opérée par le médecin, aura encore
un autre résultat. C'est que, comme toute idée,
la notion du danger alcoolique descendra peu à
peu, lentement mais sûrement, des sommets de
la société pour pénétrer progressivement dans
la conscience des masses. Cette diffusion,
en largeur et en profondeur, de l'idée anti-alcoolique, est favorisée, à l'heure actuelle, par
des conférences qui sont faites généralement
par des médecins, par des brochures populaires
rédigées aussi presque toujours par des méde-

cins. L'alcoolisme aura vécu le jour où les notions anti-alcooliques ayant pénétré dans la masse du peuple, celui-ci trouvera de quoi satisfaire son besoin de sociabilité, en dehors du cabaret, dans des conditions indiquées par l'ouvrier anglais dont nous avons cité la lettre.

C'est à cela, en somme, qu'à l'heure actuelle tendent les efforts des sociétés de tempérance aussi bien chez nous qu'à l'étranger. Utiliser le besoin de sociabilité pour combattre le cabaret par le café ou le cercle de tempérance, qui serait en même temps un foyer de culture et d'éducation pour l'ouvrier ; façonner le cerveau de l'enfant en lui faisant connaître les horreurs de l'alcool et préparer ainsi une nouvelle génération acquise aux idées de tempérance — tel est brièvement résumé le programme de ceux qui croient faire œuvre de patriotisme éclairé en combattant le fléau alcoolique.

Qu'a-t-il été fait chez nous pour réaliser ce programme ?

Malgré l'impulsion donnée à la Ligue anti-alcoolique et aux sociétés de tempérance par Legrain, les résultats palpables, analogues à ceux que nous avons signalés en Angleterre, se réduisent à fort peu de chose. Pour combattre l'action néfaste des 5oo ooo cabarets que nous possédons en France, nous avons tout juste *quatre* restaurants de tempérance, dont trois à Paris et un au Havre. Et en face de 70 Maisons du Marin qui ont été créées en Angleterre pour remédier à l'exploitation éhontée du marin par le cabaretier, nous n'en pouvons citer que six établies à Dunkerque, Bordeaux, Nantes, Marseille, Boulogne et la Rochelle. Mais tandis que, dans les Maisons anglaises, on compte les pensionnaires par milliers, chez nous, ceux-ci se comptent par centaines. Mais pour apprécier, à leur juste valeur, les résultats obtenus chez nous, n'oublions pas que l'action vraiment efficace de nos sociétés anti-alcooliques ne date que de sept ou huit ans et que le public commence seulement à être mis au courant du danger alcoolique.

L'action de ces sociétés a été plus appréciable dans la partie qui relève de la propagande directe. C'est à leur activité qu'on doit, en ce qui concerne l'armée, la circulaire Galiffet qui est venue sanctionner les circulaires antérieures de plusieurs commandants de corps d'armée proscrivant la vente des eaux-de-vie et liqueurs alcooliques dans les cantines. Mais cette mesure à elle seule ne saurait avoir d'action sur l'alcoolisation du soldat, qui boit bien moins à la cantine qu'au cabaret. Pour neutraliser l'attraction exercée par celui-ci, il faudrait donc multiplier les cercles de soldats, qu'on peut établir à peu de frais, comme le montre la lettre suivante adressée à M. Georges Picot par un chef d'escadron qui a organisé un de ces cercles.

« Notre but, écrit le chef d'escadron, c'est de constituer au quartier la distraction à côté de l'instruction et de la corvée, d'y rendre vraiment une sorte de foyer aux enfants que nous avons maintenant entre les mains et de sortir de l'absurdité de l'état actuel où, à partir de 5 heures du soir, tout homme qui n'est pas assez abruti pour se coucher est condamné au trottoir forcé avec toutes ses conséquences ou à la cantine.

« Constituer au centre de l'escadron une grande pièce, cette situation du local est essentielle, car il ne faut pas que l'homme ait à traverser des cours, mais une simple porte à ouvrir, en galoches et en bourgeron, à portée de sa vie habituelle pour que ce lui soit vraiment un lieu de réunion usuel et facile.

« Pour le mobilier, 12 tables à manger recouvertes de toile cirée ; une table à écrire avec 2 encriers cloués ; papiers à lettre fournis sur les frais de bureau ; 2 bibliothèques ; 8 lampes à pétrole ; quelques chaises.

« Pour les jeux, en intéressant à la chose des

amis et des œuvres, j'ai réuni 3oo francs et acheté pour ce prix un billard d'occasion ; on m'a donné 4 damiers, 4 jeux de dominos, un jacquet, un nain jaune.

« Pour les livres, les uns ont été achetés, les autres proviennent des dons. Ces livres sont lus au cercle même, sauf pour les malades à la chambre et les sous-officiers.

« Le cercle est chauffé en hiver de 7 heures du matin à 7 heures du soir.

« Une commission de 8 membres, composés du brigadier le plus ancien de chaque peloton et d'un cavalier ancien désigné à l'élection par ses camarades, se trouve à la tête du cercle.

« C'est du jour où la Commission a été instituée que les hommes se sont sentis absolument chez eux ; ils ont bien compris que ce n'était pas là une souricière inventée pour contrôler et surveiller leur vie. Ils sont chaque soir 25 à 6o et se renouvellent dans le cours de la soirée, c'est-à-dire que presque tous y viennent. Ils jouent, lisent, causent et fument. Et réellement c'est un foyer d'esprit d'escadron cordial, détendu et gai ».

Les frais d'installation de ces cercles sont donc minimes, et comme moyen de lutte contre l'alcoolisme par et dans l'armée, ces cercles se-

raient infiniment plus efficaces que les conférences anti-alcooliques faites dans plusieurs ré-
giments à des hommes par des officiers acquis
aux nouvelles idées. Ces conférences, qui étaient
d'abord facultatives, sont dorénavant réglemen-
taires, en vertu d'une circulaire récente du Mi-
nistre de la guerre.

Pour mettre un terme à l'exploitation éhontée
du matelot de la marine marchande par le cabaretier, l'hôtesse et le marchand, dont les
horreurs nous ont été révélées par Le Goffic, il
faudrait multiplier les Maisons du Marin ; pour
faire pendant au cercle de soldats, il aurait fallu
créer, dans chaque port de guerre, un cercle des
équipages de la Flotte, autrement les conférences
anti-alcooliques organisées à bord des vaisseaux
risquent de n'amener aucun résultat appréciable.

C'est encore sous la pression de la propagande
faite par la Ligue anti-alcoolique que le Ministère de l'instruction publique a introduit
l'enseignement anti-alcoolique dans les écoles.
Dès 1897, cet enseignement a été réalisé dans les
écoles normales d'instituteurs, puis dans les
écoles élémentaires et, en même temps, on a
créé une association de la jeunesse française
tempérante. Les efforts considérables tentés dans

cette direction n'ont pas été sans donner des résultats appréciables. Du moins, on dit que, dans le Finistère, les enfants n'accompagnent plus leurs parents aux repas de noces ; que, dans les Ardennes, les écoliers ne veulent plus aller au café le jour de la fête votive et ne croient plus aux propriétés fortifiantes de l'alcool, etc. (¹).

En somme, le résultat de l'activité relativement récente des sociétés de tempérance, a été de conquérir à leurs idées le médecin, l'élite de la bourgeoisie, la plupart des écrivains, les hommes éclairés que comptent dans leurs rangs l'université, l'armée, la marine et le clergé. Ce résultat est énorme, si l'on veut bien se rappeler qu'il y a dix ans à peine, on ne savait même pas que nous sommes en train de succomber à un mal : l'alcoolisme, dont un homme d'État éminent, Gladstone, a pu dire qu'« il fait de nos jours, plus de ravages que ces trois fléaux historiques : la famine, la peste et la guerre ; plus que la famine et la peste, il décime ; plus que la guerre, il tue ; il fait plus que tuer, il déshonore ».

La plupart des auteurs que j'ai cités au cours de cette étude, terminent leur travail par des

---

(¹) Loiseau. — *Loc. cit.*

conclusions en énumérant toute une série de lois prohibitives qui leur semblent indispensables pour combattre efficacement l'alcoolisme en France : surtaxe de l'alcool, patente, hautes licences, limitation du nombre de cabarets, etc. J'ai dit à plusieurs reprises ce que je pense de leur efficacité, et je n'y reviens pas. Je tiens seulement à ajouter que, si on laisse de côté les mesures fiscales qui ont toujours profité à l'État, on constate qu'une législation prohibitive pouvant vraiment retentir sur la consommation de l'alcool, n'a jamais été établie dans des pays où la distillation de l'alcool faisait partie de la production capitaliste. L'alcoolisme est, avant tout, une question sociale et, comme telle, il attendra encore longtemps sa solution intégrale.

TABLE DES MATIÈRES

—

Pages

SAINT-AMAND (CHER). — IMPRIMERIE BUSSIÈRE.

Traité de Chirurgie

PUBLIÉ SOUS LA DIRECTION DE MM.

Simon DUPLAY	Paul RECLUS
Professeur à la Faculté de médecine	Professeur agrégé à la Faculté de médecine
Chirurgien de l'Hôtel-Dieu	Chirurgien des hôpitaux
Membre de l'Académie de médecine	Membre de l'Académie de médecine

PAR MM.

BERGER, BROCA, PIERRE DELBET, DELENS, DEMOULIN, J.-L. FAURE
FORGUE, GÉRARD MARCHANT, HARTMANN, HEYDENREICH, JALAGUIER
KIRMISSON LAGRANGE, LEJARS, MICHAUX, NÉLATON, PEYROT
PONCET, QUÉNU, RICARD, RIEFFEL, SEGOND, TUFFIER, WALTHER

Ouvrage complet
DEUXIÈME ÉDITION ENTIÈREMENT REFONDUE

8 vol. gr. in-8° avec nombreuses figures dans le texte . . . . . . **150 fr.**

TOME I. — *1 vol. grand in-8° de 912 pages avec 218 figures* **18 fr.**

RECLUS. — Inflammations, trauma- | QUÉNU. — Des tumeurs.
tismes, maladies virulentes. | LEJARS. — Lymphatiques, muscles,
BROCA. — Peau et tissu cellulaire | synoviales tendineuses et bourses
sous-cutané. | séreuses.

TOME II. — *1 vol. grand in-8° de 996 pages avec 361 figures* **18 fr.**

LEJARS. — Nerfs. | RICARD et DEMOULIN. — Lésions
MICHAUX. — Artères. | traumatiques des os.
QUÉNU. — Maladies des veines. | PONCET. — Affections non trauma-
 | tiques des os.

TOME III. — *1 vol. grand in-8° de 940 pages avec 285 figures* **18 fr.**

NÉLATON. — Traumatismes, entorses, | LAGRANGE. — Arthrites infectieuses
luxations, plaies articulaires. | et inflammatoires.
QUÉNU. — Arthropathies, arthrites | GÉRARD MARCHANT. — Crâne.
sèches, corps étrangers articulaires. | KIRMISSON. — Rachis.
 | S. DUPLAY. — Oreilles et annexes.

TOME IV. — *1 vol. grand in-8° de 896 pages avec 354 figures* **18 fr.**

DELENS. — L'œil et ses annexes. | nasales, pharynx nasal et sinus.
GÉRARD MARCHANT. — Nez, fosses | HEYDENREICH. — Mâchoires.

TOME V. — *1 vol. grand in-8° de 948 pages avec 187 figures* **20 fr.**

BROCA. — Face et cou. Lèvres, ca- | des salivaires, œsophage et pharynx.
vité buccale, gencives, palais, langue, | WALTHER. — Maladies du cou.
larynx, corps thyroïde. | PEYROT. — Poitrine.
HARTMANN. — Plancher buccal, glan- | PIERRE DELBET. — Mamelle.

TOME VI. — *1 vol. grand in-8° de 1127 pages avec 218 figures* **20 fr.**

MICHAUX. — Parois de l'abdomen. | HARTMANN. — Estomac.
BERGER. — Hernies. | FAURE et RIEFFEL. — Rectum et
JALAGUIER. — Contusions et plaies | anus.
de l'abdomen, lésions traumatiques et | HARTMANN et GOSSET. — Anus
corps étrangers de l'estomac et de | contre nature. Fistules stercorales.
l'intestin. Occlusion intestinale, pé- | QUÉNU. — Mésentère, Rate, Pancréas.
ritonites, appendicite. | SEGOND. — Foie.

TOME VII. *1 fort vol. gr. in-8° de 1272 pages, 297 fig. dans le texte* **25 fr.**

WALTHER. — Bassin. | RIEFFEL. — Affections congénitales
FORGUE. — Urètre et prostate. | de la région sacro-coccygienne.
RECLUS. — Organes génitaux de | TUFFIER. — Rein. Vessie. Uretères.
l'homme. | Capsules surrénales.

TOME VIII. *1 fort vol. gr. in-8° de 971 pages, 163 fig. dans le texte* **20 fr.**

MICHAUX. — Vulve et vagin. | ovaires, trompes, ligaments larges,
PIERRE DELBET. — Maladies de l'utérus. | péritoine pelvien.
SEGOND. — Annexes de l'utérus, | KIRMISSON. — Maladies des membres.

Traité de Pathologie générale

Publié par Ch. BOUCHARD
Membre de l'Institut
Professeur de pathologie générale à la Faculté de Médecine de Paris.

Secrétaire de la Rédaction : G.-H. ROGER
Professeur agrégé à la Faculté de médecine de Paris, Médecin des hôpitaux.

6 volumes grand in-8°, avec figures dans le texte.
Prix en souscription jusqu'à la publication du t. V. 120 fr.

TOME I

1 vol. grand in-8° de 1018 pages avec figures dans le texte : 18 fr.

Introduction à l'étude de la pathologie générale, par G.-H. Roger. — Pathologie comparée de l'homme et des animaux, par G.-H. Roger et P.-J. Cadiot. — Considérations générales sur les maladies des végétaux, par P. Vuillemin. — Pathologie générale de l'embryon. Tératogénie, par Mathias Duval. — L'hérédité et la pathologie générale, par Le Gendre. — Prédisposition et immunité, par Bourcy. — La fatigue et le surmenage, par Marfan. — Les Agents mécaniques, par Lejars. — Les Agents physiques. Chaleur. Froid. Lumière. Pression atmosphérique. Son, par Le Noir. — Les Agents physiques. L'énergie électrique et la matière vivante, par d'Arsonval. — Les Agents chimiques : les caustiques, par Le Noir. — Les intoxications, par G.-H. Roger.

TOME II

1 vol. grand in-8° de 940 pages avec figures dans le texte : 18 fr.

L'infection, par Charrin. — Notions générales de morphologie bactériologique, par Guignard. — Notions de chimie bactériologique, par Hugounenq. — Les microbes pathogènes, par Roux. — Le sol, l'eau et l'air, agents des maladies infectieuses, par Chantemesse. — Des maladies épidémiques, par Laveran. — Sur les parasites des tumeurs épithéliales malignes, par Ruffer. — Les parasites, par R. Blanchard.

TOME III

1 vol. in-8° de plus de 1400 pages, avec figures dans le texte,
publié en deux fascicules : 28 fr.

Fasc. I. — Notions générales sur la nutrition à l'état normal, par E. Lambling. — Les troubles préalables de la nutrition, par Ch. Bouchard. — Les réactions nerveuses, par Ch. Bouchard et G.-H. Roger. — Les processus pathogéniques de deuxième ordre, par G.-H. Roger.

Fasc. II. — Considérations préliminaires sur la physiologie et l'anatomie pathologiques, par G.-H. Roger. — De la fièvre, par Louis Guinon. — L'hypothermie, par J.-F. Guyon. — Mécanisme physiologique des troubles vasculaires, par E. Gley. — Les désordres de la circulation dans les maladies, par A. Charrin. — Thrombose et embolie, par A. Mayor. — De l'inflammation, par J. Courmont. — Anatomie pathologique générale des lésions inflammatoires, par M. Letulle. — Les altérations anatomiques non inflammatoires, par P. Le Noir. — Les tumeurs, par P. Menetrier.

TOME IV

1 vol. in-8° de 719 pages avec figures dans le texte : 16 fr.

Évolution des maladies, par Ducamp. — Sémiologie du sang, par A. Gilbert. — Spectroscopie du sang. Sémiologie, par A. Hénocque. — Sémiologie du cœur et des vaisseaux, par R. Tripier. — Sémiologie du nez et du pharynx nasal, par M. Lermoyez et M. Boulay. Sémiologie du larynx, par M. Lermoyez et M. Boulay. — Sémiologie des voies respiratoires, par M. Lebreton. — Sémiologie générale du tube digestif, par P. Le Gendre.

TOME V

1 fort vol. in-8° de 1180 pages avec nombr. figures dans le texte : 28 fr.

Sémiologie du foie, par Chauffard. — Pancréas, par X. Arnozan. — Analyse chimique des urines, par C. Chabrié. — Analyse microscopique des urines (Histo-bactériologique), par Noël Hallé. — Le rein, l'urine et l'organisme, par A. Charrin. — Sémiologie des organes génitaux, par Pierre Delbet. — Sémiologie du système nerveux, par J. Dejerine.

Antoine. — **Coqueluche**, par P. Le Gendre, médecin des hôpitaux. — **Maladies des bronches**, par A.-B. Marfan, professeur agrégé à la Faculté de médecine de Paris, médecin des hôpitaux. — **Troubles de la circulation pulmonaire**, par A.-B. Marfan. — **Maladies aiguës du poumon**, par Netter, professeur agrégé à la Faculté de médecine de Paris, médecin des hôpitaux.

TOME VII

1 vol. grand in-8° de 550 pages avec figures dans le texte. **14 fr.**

Maladies chroniques du poumon, par A.-B. Marfan, professeur agrégé à la Faculté de médecine de Paris, médecin des hôpitaux. — **Phtisie pulmonaire**, par A.-B. Marfan. — **Maladies de la plèvre**, par Netter, professeur agrégé à la Faculté de médecine de Paris, médecin des hôpitaux. — **Maladies du médiastin**, par A.-B. Marfan.

Le tome V sera publié ultérieurement.

Traité de Physiologie

PAR

J.-P. MORAT
Professeur à l'Université de Lyon.

Maurice DOYON
Professeur agrégé
à la Faculté de médecine de Lyon

5 vol. gr. in-8° avec figures en noir et en couleurs.
En souscription . . . . **50 fr.**

I. — **Fonctions de nutrition** : Circulation, par M. Doyon; Calorification, par P. Morat. 1 vol. gr. in-8° avec 173 figures en noir et en couleurs. **12 fr.**

II. — **Fonctions de nutrition** (*suite et fin*) : Respiration, excrétion, par J.-P. Morat; Digestion, Absorption, par M. Doyon. 1 vol. gr. in-8°, avec 167 figures en noir et en couleurs. . . . . **12 fr.**

LES MÉDICAMENTS CHIMIQUES

Par **Léon PRUNIER**
Pharmacien en chef des Hôpitaux de Paris,
Professeur de pharmacie chimique à l'Ecole de Pharmacie,
Membre de l'Académie de Médecine.

2 volumes grand in-8° avec figures dans le texte . . . . . **30 fr.**
Chaque volume est vendu séparément.

Traité des
Maladies de l'Enfance

PUBLIÉ SOUS LA DIRECTION DE MM.

J. GRANCHER
Professeur à la Faculté de médecine de Paris,
Membre de l'Académie de médecine, médecin de l'hôpital des Enfants-Malades.

J. COMBY
Médecin
de l'hôpital des Enfants-Malades.

A.-B. MARFAN
Agrégé,
Médecin des hôpitaux.

5 vol. grand in-8° avec figures dans le texte. . **90 fr.**
CHAQUE VOLUME EST VENDU SÉPARÉMENT.

Traité d'Anatomie Humaine

PUBLIÉ SOUS LA DIRECTION DE

P. POIRIER | **A. CHARPY**

Professeur agrégé
à la Faculté de Médecine de Paris
Chirurgien des Hôpitaux.

Professeur d'anatomie
à la Faculté de Médecine
de Toulouse.

AVEC LA COLLABORATION DE

O. Amoëdo. — A. Branca. — B. Cunéo. — P. Fredet. — P. Jacques.
Th. Jonnesco. — E. Laguesse. — L. Manouvrier. — A. Nicolas.
M. Picou. — A. Prenant. — H. Rieffel. — Ch. Simon. — A. Soulié.

5 volumes grand in-8°. *En souscription : 150 fr.*
*Chaque volume est illustré de nombreuses figures, la plupart tirées en
plusieurs couleurs d'après les dessins originaux de*
MM. Ed. Cuyer et A. Leuba.

ÉTAT DE LA PUBLICATION AU 1ᵉʳ DÉCEMBRE 1900

TOME PREMIER
(Volume complet.)

Embryologie; Ostéologie; Arthrologie. (*Deuxième édition revue et
augmentée*). Un volume grand in-8° avec 807 figures en noir et en
couleurs . . . . 20 fr.

TOME DEUXIÈME

1ᵉʳ Fascicule : **Myologie**. (*Deuxième édition revue et augmentée*).
Un volume grand in-8° avec 331 figures . . . . 12 fr.
2ᵉ Fascicule : **Angéiologie** (*Cœur et Artères*). Un volume grand
in-8° avec 145 figures en noir et en couleurs . . . . 8 fr.
3ᵉ Fascicule : **Angéiologie** (*Capillaires, Veines*). Un volume grand
in-8° avec 75 figures en noir et en couleurs . . . . 6 fr.

TOME TROISIÈME
(Volume complet.)

1ᵉʳ Fascicule : **Système nerveux** (*Méninges, Moelle, Encéphale*).
1 vol. grand in-8° avec 201 figures en noir et en couleurs . . 10 fr.
2ᵉ Fascicule : **Système nerveux** (*Encéphale*). Un vol. grand in-8°
avec 206 figures en noir et en couleurs. . . . . 12 fr.
3ᵉ Fascicule : **Système nerveux** (*Les Nerfs. Nerfs craniens.
Nerfs rachidiens*). 1 vol. grand in-8° avec 205 figures en noir
et en couleurs . . . . 12 fr.

TOME QUATRIÈME
(Volume complet.)

1ᵉʳ Fascicule : **Tube digestif**. (*Deuxième édition revue et augmentée*). Un volume grand in-8°, avec 201 figures en noir
et en couleurs. . . . . 12 fr.
2ᵉ Fascicule : **Appareil respiratoire**; *Larynx, trachée, poumons,
plèvres, thyroïde, thymus*. Un volume grand in-8°, avec
121 figures en noir et en couleurs. . . . . 6 fr.
3ᵉ Fascicule : **Annexes du tube digestif**; *Dents, glandes salivaires,
foie, voies biliaires, pancréas, rate*. Péritoine. 1 vol. grand
in-8° avec 361 figures en noir et en couleurs . . . . 16 fr.

IL RESTE A PUBLIER :

Les Lymphatiques qui termineront le tome II. Les Organes génito-
urinaires et les Organes des sens feront l'objet d'un tome V, afin d'éviter
des volumes d'un maniement difficile.

Traité de Physique Biologique

publié sous la direction de MM.

D'ARSONVAL
Professeur au Collège de France
Membre de l'Institut et de l'Académie
de médecine.

CHAUVEAU
Profes. au Muséum d'histoire naturelle
Membre de l'Institut
et de l'Académie de médecine.

GARIEL
Ingénieur en chef des Ponts et Chaussées
Prof. à la Faculté de médecine de Paris
Membre de l'Académie de médecine.

MAREY
Professeur au Collège de France
Membre de l'Institut
et de l'Académie de médecine.

Secrétaire de la rédaction : M. WEISS
Ingénieur des Ponts et Chaussées
Professeur agrégé à la Faculté de médecine de Paris

3 vol. in-8º broché. En souscription jusqu'à la publication du
tome II. . . . . **60 fr.**

Vient de paraître

TOME PREMIER

1 fort volume in-8º, avec 591 figures dans le texte. . **25 fr.**

L'ŒUVRE MÉDICO-CHIRURGICAL

Dr CRITZMAN, directeur

Suite de Monographies cliniques

SUR LES QUESTIONS NOUVELLES

en Médecine, en Chirurgie et en Biologie

Chaque monographie est vendue séparément. . . . . **1 fr. 25**
Il est accepté des abonnements pour une série de 10 Monographies au prix à
forfait et payable d'avance de 10 francs pour la France et 12 francs pour
l'étranger (port compris).

RÉCENTES MONOGRAPHIES PUBLIÉES

Nº 21. **La Moelle osseuse à l'état normal et dans les infections,**
par MM. H. ROGER, professeur agrégé de la Faculté de médecine de
Paris, médec. des hôpit., et O. JOSUÉ, anc. inter. laur. des hôpit. de Paris.

Nº 22. **L'Entéro-colite muco-membraneuse,** par le Dr GASTON LYON,
ancien chef de clinique médicale de la Faculté de Paris.

Nº 23. **L'Exploration clinique des fonctions rénales par l'élimination provoquée,** par le Dr CH. ACHARD, professeur agrégé
à la Faculté de médecine, médecin de l'hôpital Tenon.

Nº 24. **L'Analgésie chirurgicale par voie rachidienne** (*Injections
sous-arachnoïdiennes de cocaïne*). Technique, résultats, indications, par
le Dr TUFFIER, professeur agrégé à la Faculté de médecine de Paris,
chirurgien des hôpitaux.

Nº 25. **L'Asepsie en chirurgie,** par PIERRE DELBET, chirurgien des hôpitaux, professeur agrégé à la Faculté de médecine, et BIGEARD, chef de
clinique.

EN PRÉPARATION :

**Anatomie chirurgicale et médecine opératoire de l'oreille
moyenne,** par A. BROCA, professeur agrégé à la Faculté de médecine de
Paris, chirurgien des hôpitaux.

Les Troubles gastro-intestinaux chez les enfants, par A. MAR-
FAN, professeur agrégé à la Faculté de médecine, chirurgien des hôpitaux

Traité de Chirurgie d'urgence

Par Félix LEJARS
Professeur agrégé à la Faculté de médecine de Paris
Chirurgien de l'hôpital Tenon
Membre de la Société de Chirurgie.

TROISIÈME ÉDITION, REVUE ET AUGMENTÉE

1 vol. grand in-8° d'environ 950 pages, avec 700 figures dont la plupart dessinées d'après nature, par le Dr DALEINE, et environ 180 photographies originales. Relié toile. . . . . **25 fr.**

Manuel de Thérapeutique, par Fernand BERLIOZ, professeur à l'Ecole de médecine de Grenoble, directeur du Bureau d'Hygiène et de l'Institut sérothérapique. Avec une introduction de M. Ch. BOUCHARD, professeur de pathologie et de thérapeutique générales, médecin des hôpitaux. *Quatrième édition, revue et augmentée.* 1 vol. in-16 diamant, cartonné toile, tranches rouges.   **6 fr.**

Leçons sur les Maladies nerveuses. *Deuxième série :* Hôpital Saint-Antoine, par E. BRISSAUD, professeur à la Faculté de médecine de Paris, médecin de l'hôpital Saint-Antoine, recueillies et publiées par Henry MEIGE. 1 volume grand in-8° avec 165 figures dans le texte . . . . **15 fr.**

Précis d'anatomie pathologique, par L. BARD, professeur à la Faculté de médecine de l'Université de Lyon, médecin de l'Hôtel-Dieu. *Deuxième édition, revue et augmentée*, avec 125 figures dans le texte. 1 volume in-16 diamant, de XII-804 pages, cartonné toile, tranches rouges . . . . **7 fr. 50**

Leçons sur les maladies du sang (*Clinique de l'Hôpital Saint-Antoine*), par Georges HAYEM, professeur à la Faculté de médecine de Paris, membre de l'Académie de médecine, recueillies par MM. E. PARMENTIER, médecin des hôpitaux, et R. BENSAUDE, chef du laboratoire d'anatomie pathologique à l'hôpital Saint-Antoine. 1 vol. in-8°, broché, avec 4 planches en couleurs, par M. KARMANSKI . . . . **15 fr.**

Précis d'Histologie, par Mathias DUVAL, professeur à la Faculté de médecine de Paris, membre de l'Académie de médecine. *Deuxième édition, revue et augmentée*, illustrée de 427 figures dans le texte. 1 vol. gr. in-8° de 1020 pages . . . . **18 fr.**

Traité de Microbiologie, par E. DUCLAUX, membre de l'Institut de France, directeur de l'Institut Pasteur, professeur à la Sorbonne et à l'Institut national agronomique. 1 vol. gr. in-8°.

I. Microbiologie générale. — II. Diastases, toxines et venins. — III. Fermentation alcoolique.

Chaque volume grand in-8°, avec figures dans le texte . . **15 fr.**

Traité de l'Uréthrostomie périnéale dans les rétrécissements incurables de l'urèthre. — *Création au périnée d'un méat contre-nature, périnéostomie, méat périnéal*, par MM. Antonin PONCET, professeur à l'Université de Lyon, ex-chirurgien en chef de l'Hôtel-Dieu, membre correspondant de l'Académie de médecine, et X. DELORE, ex-prosecteur, chef de clinique chirurgicale à l'Université de Lyon, lauréat de l'Académie de médecine. 1 vol. in-8° avec 11 fig. dans le texte, broché. **4 fr.**

Traité des maladies chirurgicales d'origine congénitale, par le Dr E. KIRMISSON, professeur agrégé à la Faculté de médecine, chirurgien de l'hôpital Trousseau, membre de la Société de Chirurgie. 1 volume grand in-8° avec 311 figures dans le texte et 2 planches en couleurs. . . . . **15 fr.**

Manuel de Pathologie externe, par MM. RECLUS, KIRMISSON, PEYROT, BOUILLY, professeurs agrégés à la Faculté de médecine de Paris, chirurgiens des hôpitaux. Édition complète illustrée de 720 figures. 4 volumes in-8°. . . . . **40 fr.**
., *Chaque volume est vendu séparément*. . . . . **10 fr.**

Cliniques chirurgicales de l'Hôtel-Dieu, — par Simon DUPLAY, professeur de clinique chirurgicale à la Faculté de médecine, membre de l'Académie de médecine, chirurgien de l'Hôtel-Dieu, recueillies et publiées par les Drs M. CAZIN, chef de clinique chirurgicale à l'Hôtel-Dieu, et S. CLADO, chef des travaux gynécologiques. *Troisième série.* 1 vol. gr. in-8° avec fig. **8 fr.**

Éléments de Chimie physiologique, par Maurice ARTHUS, professeur de physiologie et de chimie physiologique à l'Université de Fribourg. *Troisième édition revue et augmentée.* 1 vol. in-16, avec fig. dans le texte, cartonné toile, tr! rouges . . . **4 fr.**

Manuel d'Anatomie microscopique et d'Histologie, par P.-E. LAUNOIS, professeur agrégé à la Faculté de médecine de Paris, médecin de l'hôpital Tenon. Préface de M. Mathias DUVAL, professeur d'Histologie à la Faculté de Paris, membre de l'Académie de médecine. *Deuxième édition entièrement refondue.* 1 vol. in-16 diamant, cartonné toile avec 261 figures dans le texte . . . . . **8 fr.**

Manuel de Pathologie interne

Par Georges DIEULAFOY

PROFESSEUR DE CLINIQUE MÉDICALE A LA FACULTÉ DE MÉDECINE DE PARIS
MÉDECIN DE L'HÔTEL-DIEU, MEMBRE DE L'ACADÉMIE DE MÉDECINE

TREIZIÈME ÉDITION entièrement refondue et considérablement augmentée

4 volumes in-16 diamant, avec figures en noir et en couleurs, cartonnés à l'anglaise, tranches rouges. **28 fr.**

Bibliothèque
d'Hygiène thérapeutique

DIRIGÉE PAR

Le Professeur PROUST

Membre de l'Académie de médecine, Médecin de l'Hôtel-Dieu,
Inspecteur général des Services sanitaires.

*Chaque ouvrage forme un volume in-16, cartonné toile, tranches rouges,
et est vendu séparément : 4 fr.*

Chacun des volumes de cette collection n'est consacré qu'à une seule maladie ou à un seul groupe de maladies. Grâce à leur format, ils sont d'un maniement commode. D'un autre côté, en accordant un volume spécial à chacun des grands sujets d'hygiène thérapeutique, il a été facile de donner à leur développement toute l'étendue nécessaire.

L'hygiène thérapeutique s'appuie directement sur la pathogénie ; elle doit en être la conclusion logique et naturelle. La genèse des maladies sera donc étudiée tout d'abord. On se préoccupera moins d'être absolument complet que d'être clair. On ne cherchera pas à tracer un historique savant, à faire preuve de brillante érudition, à encombrer le texte de citations bibliographiques. On s'efforcera de n'exposer que les données importantes de pathogénie et d'hygiène thérapeutique et à les mettre en lumière.

VOLUMES PARUS

L'Hygiène du Goutteux, par le professeur PROUST et A. MATHIEU, médecin de l'hôpital Andral.

L'Hygiène de l'Obèse, par le professeur PROUST et A. MATHIEU, médecin de l'hôpital Andral.

L'Hygiène des Asthmatiques, par E. BRISSAUD, professeur agrégé, médecin de l'hôpital Saint-Antoine.

L'Hygiène du Syphilitique, par H. BOURGES, préparateur au laboratoire d'hygiène de la Faculté de médecine.

Hygiène et thérapeutique thermales, par G. DELFAU, ancien interne des hôpitaux de Paris.

Les Cures thermales, par G. DELFAU, ancien interne des hôpitaux de Paris.

L'Hygiène du Neurasthénique, par le professeur PROUST et G. BALLET, professeur agrégé, médecin des hôpitaux de Paris. (*Deuxième édition.*)

L'Hygiène des Albuminuriques, par le Dʳ SPRINGER, ancien interne des hôpitaux de Paris, chef de laboratoire de la Faculté de médecine à la Clinique médicale de l'hôpital de la Charité.

L'Hygiène du Tuberculeux, par le Dʳ CHUQUET, ancien interne des hôpitaux de Paris, avec une introduction du Dʳ DAREMBERG, membre correspondant de l'Académie de médecine.

Hygiène et thérapeutique des maladies de la Bouche, par le Dʳ CRUET, dentiste des hôpitaux de Paris, avec une préface de M. le professeur LANNELONGUE, membre de l'Institut.

Hygiène des maladies du Cœur, par le Dʳ VAQUEZ, professeur agrégé à la Faculté de médecine de Paris, médecin des hôpitaux, avec une préface du professeur POTAIN.

Hygiène du Diabétique, par A. PROUST et A. MATHIEU.

L'Hygiène du Dyspeptique, par le Dʳ LINOSSIER, professeur agrégé à la Faculté de médecine de Lyon, membre correspondant de l'Académie de médecine, médecin à Vichy.

VOLUMES EN PRÉPARATION

Hygiène thérapeutique des maladies de la Peau, par le Dʳ THIBIERGE.

Traité
DE
Chimie industrielle
Par R. WAGNER et F. FISCHER

QUATRIÈME ÉDITION FRANÇAISE ENTIÈREMENT REFONDUE
Rédigée d'après la quinzième édition allemande
par le Dr **L. GAUTIER**

2 vol. grand in-8° avec de nombreuses figures dans le texte
En souscription. . . . . **30 fr.**

Dans cette quatrième édition, l'ouvrage a subi un remaniement si complet et si profond qu'on peut le considérer comme un livre nouveau, absolument au niveau des progrès de la science et répondant de la manière la plus complète aux besoins de l'industrie chimique actuelle. Tous les perfectionnements de la chimie technologique y sont exposés avec tous les développements qu'ils comportent et afin de rendre encore plus facile l'intelligence du texte, de nombreuses figures nouvelles ont été introduites.

Ainsi refondue et mise au courant, nous espérons que la nouvelle édition française de la *Chimie industrielle* recevra de la part du public un accueil aussi favorable que celui qui a été fait aux éditions précédentes.

Charles Gerhardt. *Sa vie, son Œuvre, sa Correspondance* (1816-1850). Document d'Histoire de la Chimie, par MM. **Edouard Grimaud,** de l'Institut et **Charles Gerhardt,** ingénieur. 1 vol. in-8° de XI-595 p. avec portrait. **15 fr.**

Le Constructeur, principes, formules, tracés, tables et renseignements pour l'établissement des *projets de machines* à l'usage des ingénieurs, constructeurs, architectes, mécaniciens, etc., par **F. Reuleaux.** *Troisième édition française,* par **A. Debize,** ingénieur des manufactures de l'Etat. 1 volume in-8° avec 184 figures. . . . . **30 fr.**

Traité d'analyse chimique qualitative, par **R. Frésenius.** Traité des opérations chimiques, des réactifs et de leur action sur les corps les plus répandus, essais au chalumeau, analyse des eaux potables, des eaux minérales, du sol, des engrais, etc. Recherches chimico-légales, analyse spectrale. *Neuvième édition française* d'après la 16e édition allemande, par **L. Gautier.** 1 vol. in-8° avec grav. et un tableau chromolithographique . . . . **7 fr.**

Traité d'analyse chimique quantitative, par **R. Frésenius.** Traité du dosage et de la séparation des corps simples et composés les plus usités en pharmacie, dans les arts et en agriculture, analyse par les liqueurs titrées, analyse des eaux minérales, des cendres végétales, des sols, des engrais, des minerais métalliques, des fontes, dosage des sucres, alcalimétrie, chlorométrie, etc. *Septième édition française,* traduite sur la 6e édition allemande, par L. Gautier. 1 vol. in-8° avec 251 grav. dans le texte . . **16 fr.**

Formulaire
de l'Électricien
Par E. HOSPITALIER

Ingénieur des Arts et Manufactures, professeur à l'École municipale de Physique
et de Chimie industrielles, rédacteur en chef de l'*Industrie électrique*

18ᵉ ANNÉE (1900-1901)

1 vol. in-16 avec figures dans le texte. Cartonné toile. . **6 fr.**

LES TRAVAUX
DE
l'Exposition de 1900
Par A. DA CUNHA
Ingénieur des Arts et Manufactures.
Préface de HENRI DE PARVILLE

1 vol. in-8°, avec 189 figures dans le texte, broché . . . . . . **4 fr.**

PETITE BIBLIOTHÈQUE DE " LA NATURE "

Recettes et Procédés utiles, recueillis par Gaston TISSANDIER, rédacteur en chef de *la Nature. Neuvième édition.*

Recettes et Procédés utiles. *Deuxième série* : **La Science pratique**, par Gaston TISSANDIER. *Cinquième édition,* avec figures dans le texte.

Nouvelles Recettes utiles et Appareils pratiques. *Troisième série,* par Gaston TISSANDIER. *Quatrième édition,* avec 91 figures dans le texte.

Recettes et Procédés utiles. *Quatrième série,* par Gaston TISSANDIER. *Troisième édition,* avec 38 figures dans le texte.

Recettes et Procédés utiles. *Cinquième série,* par J. LAFFARGUE, secrétaire de la rédaction de *la Nature.* Avec figures dans le texte.

Chacun de ces volumes in-18 est vendu séparément

Broché . . . . **2 fr. 25** | Cartonné toile . . . . **3 fr.**

La Physique sans appareils et la Chimie sans laboratoire, par Gaston TISSANDIER, rédacteur en chef de *la Nature. Septième édition* des *Récréations scientifiques. Ouvrage couronné par l'Académie (Prix Montyon).* Un volume in-8° avec nombreuses figures dans le texte. Broché, 3 fr. Cartonné toile, 4 fr.

OUVRAGES DE M. A. DE LAPPARENT

Membre de l'Institut, professeur à l'École libre des Hautes-Études.

TRAITÉ DE GÉOLOGIE

QUATRIÈME ÉDITION

entièrement refondue et considérablement augmentée.

3 vol. grand in-8°, d'environ 1.850 pages, avec nombreuses figures, cartes et croquis. . . . . . **35 fr.**

Abrégé de géologie. *Quatrième édition, entièrement refondue.* 1 vol. in-16 de viii-299 pages avec 141 gravures et une carte géologique de la France en chromolithographie, cartonné toile . . . . **3 fr.**

Notions générales sur l'écorce terrestre. 1 vol. in-16 de 156 pages avec 33 figures, broché. . . . . **1 fr. 20**

La géologie en chemin de fer. Description géologique du Bassin parisien et des régions adjacentes (Bretagne aux Vosges. — Belgique à Auvergne). 1 vol. in-18 de 608 pages, avec 3 cartes chromolithographiées, cartonné toile. . . . . **7 fr. 50**

Cours de minéralogie. *Troisième édition, revue et augmentée.* 1 vol. grand in-8° de xx-703 pages avec 619 gravures dans le texte et une planche chromolithographiée. . . . . **15 fr.**

Précis de minéralogie. *Troisième édition, revue et augmentée.* 1 vol. in-16 de xii-398 pages avec 235 gravures dans le texte et une planche chromolithographiée, cartonné toile. . . . . **5 fr.**

Leçons de géographie physique. *Deuxième édition, revue et augmentée.* 1 vol. grand in-8° de xvi-718 pages avec 162 figures dans le texte et une planche en couleurs. . . . . **12 fr.**

COLLECTION BOULE

Le Cantal. *Guide du touriste, du naturaliste et de l'archéologue,* par **Marcellin BOULE**, docteur ès sciences, **Louis FARGES**, archiviste-paléographe. 1 volume in-16 avec 85 dessins et photographies, et 2 cartes en couleurs, relié toile anglaise . . . . . . **4 fr. 50**

La Lozère. *Guide du touriste, du naturaliste et de l'archéologue,* par **Ernest CORD**, ingénieur-agronome, **Gustave CORD**, docteur en droit, avec la collaboration de M. **Armand VIRÉ**, docteur ès sciences. 1 vol. in-16 avec de nombreux dessins et photographies et cartes en couleurs. . . . . **4 fr. 50**

SOUS PRESSE

Le Puy-de-Dôme et Vichy.

Traité de Zoologie

Par Edmond PERRIER
Membre de l'Institut et de l'Académie de médecine,
Directeur du Muséum d'Histoire Naturelle.

FASCICULE I : **Zoologie générale.** 1 vol. gr. in-8° de 412 p. avec 458 figures
dans le texte . . . . **12 fr.**
FASCICULE II : **Protozoaires et Phytozoaires.** 1 vol. gr. in-8° de
452 p., avec 243 figures . . . . **10 fr.**
FASCICULE III : **Arthropodes.** 1 vol. gr. in-8° de 480 pages, avec
278 figures . . . . **8 fr.**
  Ces trois fascicules réunis forment la première partie. 1 vol. in-8°
de 1344 pages, avec 980 figures. . . . . **30 fr.**
FASCICULE IV : **Vers et Mollusques.** 1 vol. gr. in-8° de 792 pages,
avec 566 figures dans le texte . . . . **16 fr.**
FASCICULE V : **Amphioxus, Tuniciers.** 1 vol. gr. in-8° de 221 pages,
avec 97 figures dans le texte . . . . **6 fr.**
FASCICULE VI : **Vertébrés.** (*Sous presse*).

Cours préparatoire au Certificat d'Études Physiques, Chimiques et Naturelles (P. C. N.)

Cours élémentaire de Zoologie

Par Rémy PERRIER
Maître de conférences à la Faculté des Sciences de l'Université de Paris,
Chargé du Cours de Zoologie.
Pour le certificat d'études physiques, chimiques et naturelles.
1 *vol. in-8° avec 693 figures. Relié toile* : **10 fr.**

Traité de Manipulations de Physique

Par B.-C. DAMIEN
Professeur de Physique à la Faculté des sciences de Lille.
et R. PAILLOT
Agrégé, chef des travaux pratiques de Physique à la Faculté des sciences de Lille.
1 *volume in-8° avec 246 figures dans le texte*. **7 fr.**

Éléments de Chimie Organique et de Chimie Biologique

Par W. ŒCHSNER DE CONINCK
Professeur à la Faculté des sciences de Montpellier, Membre de la Société
de Biologie, Lauréat de l'Académie de médecine et de l'Académie des sciences.
1 *volume in-16* . . . . **2 fr.**

Éléments de Chimie des Métaux

A L'USAGE DU COURS PRÉPARATOIRE AU CERTIFICAT D'ÉTUDES P.C.N.
Par le Professeur **W. ŒCHSNER DE CONINCK**
Membre de la Société de Biologie, lauréat de l'Académie de Médecine
et de l'Académie des Sciences.
1 *volume in-16* . . . . **2 fr.**

LA GÉOGRAPHIE

BULLETIN

DE LA

Société de Géographie

PUBLIÉ TOUS LES MOIS PAR

LE BARON HULOT, Secrétaire général de la Société

ET

M. CHARLES RABOT, Secrétaire de la Rédaction

ABONNEMENT ANNUEL : PARIS : **24 fr.** — DÉPARTEMENTS : **26 fr.**
ÉTRANGER : **28 fr.** — Prix du numéro : **2 fr. 50**

Chaque numéro, du format grand in-8°, composé de 80 pages et accompagné de cartes et de gravures nombreuses, comprend des mémoires, une chronique, une bibliographie et le compte rendu des séances de la Société de Géographie. La nouvelle publication n'est pas seulement un recueil de récits de voyages pittoresques, mais d'observations et de renseignements scientifiques.

La chronique rédigée par des spécialistes pour chaque partie du monde fait connaître, dans le plus bref délai, toutes les nouvelles reçues des voyageurs en mission par la Société de Géographie, et présente un résumé des renseignements fournis par les publications étrangères : elle constitue, en un mot, un résumé du *mouvement géographique* pour chaque mois.

La Nature

REVUE ILLUSTRÉE

des sciences et de leurs applications aux arts et à l'industrie

DIRECTEUR : **Henri de PARVILLE**

Abonnement annuel : Paris : **20 fr.** — Départements : **25 fr.** —
Union postal : **26 fr.**

Abonnement de six mois : Paris : **10 fr.** — Départements : **12 fr. 50.**
— Union postale : **13 fr.**

Fondée en 1873 par GASTON TISSANDIER, la *Nature* est aujourd'hui le plus important des journaux de vulgarisation scientifique par le nombre de ses abonnés, par la valeur de sa rédaction et par la sûreté de ses informations. Elle doit ce succès à la façon dont elle présente la science à ses lecteurs en lui ôtant son côté aride tout en lui laissant son côté exact, à ce qu'elle intéresse les savants et les érudits aussi bien que les jeunes gens et les personnes peu familiarisés avec les ouvrages techniques ; à ce qu'elle ne laisse, enfin, rien échapper de ce qui se fait ou se dit de neuf dans le domaine des découvertes qui trouvent chaque jour des applications nouvelles aux conditions de notre vie qu'elles modifient sans cesse.

Paris. — L. MARETHEUX, imprimeur, 1, rue Cassette. — 20866.

Tome III. — Acoustique; Optique. — **22 fr.**

1er fascicule. — *Acoustique;* avec 123 figures .... 4 fr.

(*) 2e fascicule. — *Optique géométrique;* avec 139 figures et 3 planches .... 4 fr.

3e fascicule. — *Etude des radiations lumineuses, chimiques et calorifiques; Optique physique;* avec 249 fig. et 5 planches, dont 2 planches de spectres en couleur .... 14 fr.

Tome IV (1re Partie). — Électricité statique et dynamique. — **13 fr.**

1er fascicule. — *Gravitation universelle. Électricité statique;* avec 155 figures et 1 planche .... 7 fr.

2e fascicule. — *Là pile. Phénomènes électrothermiques et électrochimiques;* avec 161 figures et 1 planche .... 6 fr.

Tome IV (2e Partie). — Magnétisme; applications. — **13 fr.**

3e fascicule. — *Les aimants. Magnétisme. Électromagnétisme. Induction;* avec 240 figures .... 8 fr.

4e fascicule. — *Météorologie électrique; applications de l'électricité. Théories générales;* avec 84 figures et 1 planche ..... 5 fr.

Tables générales.

Tables générales, par ordre de matières et par noms d'auteurs des quatre volumes du Cours de Physique. In-8; 1891 ... 60 c.

Des suppléments destinés à exposer les progrès accomplis viennent compléter ce grand Traité et le maintenir au courant des derniers travaux.

1er Supplément. — **Chaleur. Acoustique. Optique,** par E. Bouty, Professeur à la Faculté des Sciences. In-8, avec 41 fig.; 1896. 3 fr. 50 c.

2e Supplément. — **Électricité. Ondes hertziennes. Rayons X;** par E. Bouty. In-8, avec 48 figures et 2 planches; 1899. 3 fr. 50 c.

(*) Les matières du programme d'admission à l'École Polytechnique sont comprises dans les parties suivantes de l'Ouvrage : Tome I, 1er fascicule; Tome II, 1er et 2e fascicules; Tome III, 2e fascicule.

LEÇONS

D'ÉLECTROTECHNIQUE GÉNÉRALE

PROFESSÉES A L'ÉCOLE SUPÉRIEURE D'ÉLECTRICITÉ.

Par P. JANET,

Professeur adjoint à la Faculté des Sciences de l'Université de Paris,
Directeur du Laboratoire central et de l'École supérieure d'Électricité.

UN VOLUME GRAND IN-8, AVEC 307 FIGURES; 1900 .... **20 FR.**

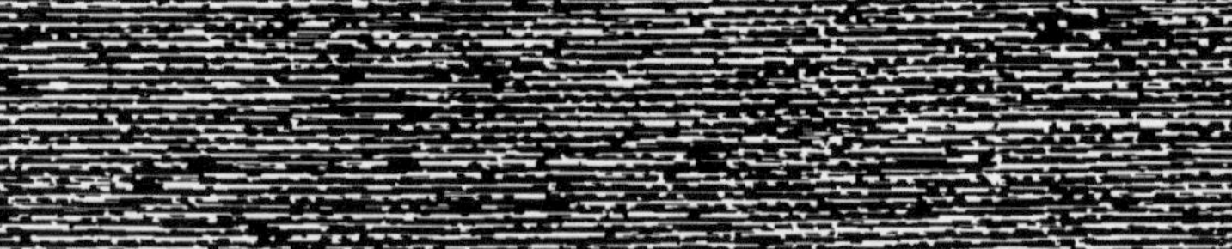

BIBLIOTHEQUE NATIONALE DE FRANCE
3 7531 04321700 0